《黄帝内经》节选
临证浅解

徐宜厚　编著

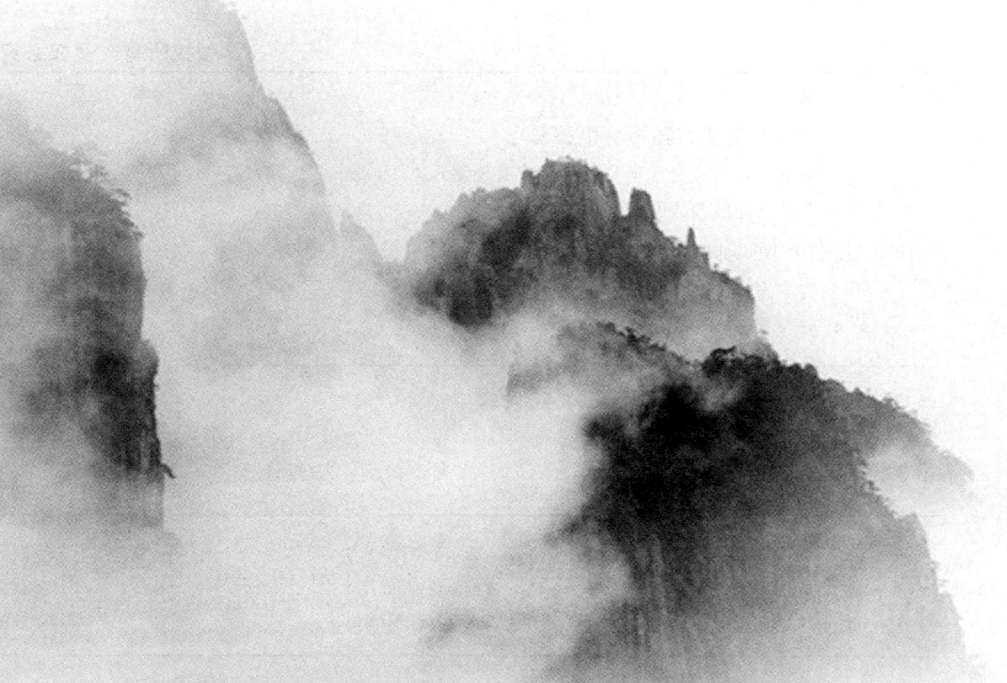

辽宁科学技术出版社　　拂石医典

内容提要

本书是徐宜厚老中医在通篇阅读《黄帝内经》数次之后按照节选的方式，依据临床实践对《黄帝内经》有关要点进行解读。本书划分为"病源篇""诊法篇""治则篇""病能篇""选方补遗篇"五个版块，予以重新组合，以凸显中医学的哲理性、逻辑性、系统性、实用性。本书适合中医初学者及对中医感兴趣的读者学习研读。

图书在版编目（CIP）数据

《黄帝内经》节选临证浅解 / 徐宜厚编著. — 沈阳：辽宁科学技术出版社，2024.5
ISBN 978-7-5591-3566-7

Ⅰ.①黄… Ⅱ.①徐… Ⅲ.①《内经》—研究 Ⅳ.① R221

中国国家版本馆 CIP 数据核字（2024）第 091606 号

版权所有　侵权必究

出版发行：辽宁科学技术出版社
　　　　　北京拂石医典图书有限公司
　　　地址：北京海淀区车公庄西路华通大厦 B 座 15 层
联系电话：010-57262361/024-23284376
E-mail：fushimedbook@163.com
印 刷 者：河北环京美印刷有限公司
经 销 者：各地新华书店

幅面尺寸：170mm×240mm
字　　数：189 千字　　　　　　印　　张：14
出版时间：2024 年 5 月第 1 版　　印刷时间：2024 年 5 月第 1 次印刷

责任编辑：李俊卿　陈　颖　　　责任校对：梁晓洁
封面设计：君和传媒　　　　　　封面制作：君和传媒
版式设计：天地鹏博　　　　　　责任印制：丁　艾

如有质量问题，请速与印务部联系　　联系电话：010-57262361

定　　价：69.00 元

自序

张景岳说:"万事不能外乎理,而医之于理为尤切。散之则理为万象,会之则理归一心。"中医之医理,最早集中在《黄帝内经》,涉及内容包括人与自然、疾病的发生、诊疗疾病的方法和治疗等,力争达到"阴平阳秘"的境界。

由此窥测,中医学有着系统性理论,这种理论来源于实践,并又以此指导临床,获得良好效果为民众所认可,它是在同巫医斗争中,不断纠正错误而发展壮大和完善的。很明显,部分人唱衰中医不科学的腔调,不只是因为对中医的误解,而是在有意贬低它的历史功勋。随着时间的推移,人们将会逐渐理解中医学确实是"井井兮其有理也"(《荀子·儒效》)。

被誉为经典的《黄帝内经》成书于春秋战国时期,亘二千余年,文词古奥,颇难理解,且非出自一人之手。余在拜读之时,发现其中"大论""论""篇"均存在一定程度的"散乱",或者重复,或者颠三倒四,多给后世学者留下两个印象:一是缺乏逻辑性;二是重复与繁杂。

有鉴如斯,余以清·张隐庵《黄帝内经素问集注》和清·高士宗《黄帝素问直解》两书为主,参考近代部分专著如秦伯未《内经知要浅解》《内经讲义》(北京中医学院主编,1964 年版),遵循"用古方治今病,正如拆旧屋凑新屋,其材木非一,不再经匠师之手,其可用乎"(罗知悌语),

采用原著节选的方式，按"医源篇""诊法篇""治则篇""病能篇""选方补遗篇"五个板块予以重新整合，使之逻辑性更强，让读者读得懂、用得上，让这部具有指导性与实用性的经典之作走下神坛，真正成为普罗大众的良师益友。

余深知学识浅陋，要做到前书诸点，绝非易事。仅作为追寻传统，仍然坚持自己的信念，不怕背上"亵渎圣贤"之名，书中不妥之处，切盼同仁赐教。

徐宜厚于武汉市中医院
时年八十有三
2023 年 3 月 21 日

凡例八条

一、本书采用清·张隐庵《黄帝内经素问集注》、清·高士宗《黄帝素问直解》、郭霭春《黄帝内经灵枢白话解》八十一篇作为底本，秦伯未《内经知要浅解》、北京中医学院主编《内经讲义》（1964年版）作为指导与借鉴。

二、书中主要作者，如黄帝，少典之子，姓公孙，名轩辕，今河南新郑西北人；岐伯，籍贯说法有三：一是陕西岐山，二是甘肃庄阳，三是四川盐亭。后世尊师为"华夏中医始祖""医圣"。鬼臾区又名鬼容区，号大鸿，上古医家，发明五行、辨证、脉理，故称之"运气学说之祖"。伯高，上古黄帝时人，佐帝论经脉，穷究医理。今本《黄帝内经》中某些篇节是以黄帝、岐伯等问答之形式行文。有鉴于此，书中上述名单省去，使之行文流畅。

三、原著八十一篇，其中"大论"九篇；"论"六十六篇；"篇"六篇。然其含义不同："大论"是指道极其大，理悉其微，至真至要；"论"是指君臣问答，互相发明；"篇"是指无君臣之问答。

四、众所周知，《黄帝内经》非一人之作，非一时作品。原著中前后重叠，行文杂糅，故本书中出现的五行、五脏、五味、五音等的顺序，均以《素问·阴阳应象大论》为准绳，将五行等按照木（东方、肝、酸、宫）；火（南方、心、苦、商）；土（中央、脾、甘、角）；金（西方、肺、辛、徵）；水（北方、肾、咸、羽）的序列之。原文中凡是杂乱之处均按前列所述，予以牵正，尽量做到全文统一。

五、凡涉及"校勘""脱漏""倒置""衍文""讹字""疑义"等问题，均以清·张隐庵先生《黄帝内经素问集注》为准，不予重述。

六、《素问》述病所由起；《灵枢》明病所由瘳。历代医家均主张先读《素问》，次读《灵枢》方为得门而入。然而有少量疾病散记于《灵枢》中，为此，本书名曰《〈黄帝内经〉节选临证浅解》。

七、清代李念莪先生说："得其要者，一言而终，不知其要，流散无穷"。他将《黄帝内经》分为"导生""阴阳""色诊""脉诊""脏象""经络""治则""病能"，取名为《内经知要》。今人秦伯未先生主张在学习《本草经》《伤寒论》的时候，回过头再来学习《黄帝内经》，只有这样反复研究，才能融会贯通。为此，出版了《内经知要浅解》。余秉承秦先生的这种思路，结合临床，按"医源篇""诊法篇""治则篇""病能篇""选方补遗篇"重新组合，让理论更贴近临床实践，使之更具指导意义。

八、《黄帝内经》内容十分丰富，包括哲理、天文、地理、时间、养生、治病等。然而，后世引文多为只言片语，或者执偏见解，或者经言彼明见而於此若隐，难以诠释，深感可悲可叹，故有将原著节选使之重新整合一念，庶得源流清，道大适矣。

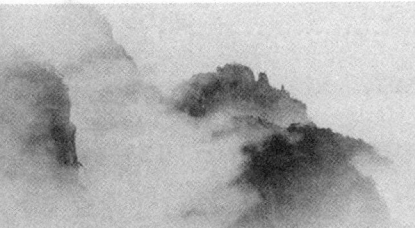

目录

医源篇 ... 1
- 一、人与自然 ... 1
- 二、生命演释 ... 13
- 三、四季调摄 ... 28
- 四、万物根本 ... 33

诊法篇 ... 37
- 一、诊法总纲 ... 37
- 二、男女异同 ... 40
- 三、望诊 ... 43
- 四、闻诊 ... 56
- 五、问诊 ... 58
- 六、切诊 ... 64

治则篇 ... 91
- 一、防重于治 ... 91
- 二、治则大法 ... 93
- 三、治则演绎 ... 110

四、地域差异 ·· 113
　　五、方药真谛 ·· 118
　　六、病后食养 ·· 123

病能篇 ·· **127**

　　一、病能总纲 ·· 127
　　二、四逆纲要 ·· 133
　　三、六淫致病 ·· 135
　　四、阴阳顺逆 ·· 136
　　五、脏腑诸病 ·· 138
　　六、四海生死 ·· 141
　　七、六脱之证 ·· 143
　　八、五脏病态 ·· 144
　　九、病气相传 ·· 146
　　十、寒客诸病 ·· 148
　　十一、咳论 ·· 150
　　十二、风论 ·· 153
　　十三、痹论 ·· 158
　　十四、痿论 ·· 163
　　十五、厥论 ·· 166
　　十六、杂病举要 ·· 173

选方补遗 ·· **195**

　　一、《备急千金要方》·· 195
　　二、《四圣心源》·· 197

三、《运气证治歌诀》……………………………………… 200

附录　《黄帝内经》有关皮肤疮疡文摘……………………… 205

参考文献……………………………………………………… 210

跋……………………………………………………………… 211

医源篇

> **提要**
>
> 源者，水流所从出。《班固·泗水亭碑铭》："源清流洁，本盛末荣。"同理，中医之源，来自《黄帝内经》，其核心内容是"道"，上知天文，下知地理，中知人事，所以长久。并强调人与自然的统一性。首次明确指出"道"这个"生长天万物"的神奇物，是永恒存在而不会消泯的，这就叫作形而上的微妙的母体。这种微妙深奥的母体门户，是天地根源，对宇宙万物的作用是无穷无尽的。

一、人与自然

（一）生之本

【原文】《素问·生气通天论》

自古通天者，生之本，本于阴阳，天地之间，六合①之内，其气九州②九窍③五脏④十二节⑤，皆通于天气。其生五⑥，其气三⑦，数犯此者，则邪气伤人，此寿命之本也。

[词解]

①六合：四方上下。

②九州：冀州、兖州、青州、徐州、梁州、荆州、雍州、豫州、扬州。

③九窍：两目、两鼻孔、两耳、口、前后阴。

④五脏：含有藏的意思。五脏指肝、心、脾、肺、肾。

⑤十二节：节，骨节也。十二节指双手腕、双肘、双肩（高本云臂，臂指从肩到腕的部位）、双踝（高本云足，脚也，踝指小腿与足的交接部位）、双膝（高本云腘腿弯，即膝后弯）、双髀。

⑥其生五：天气衍生木、火、土、金、水五行，即今人所谓天布五行之义。

⑦其气三：指阴阳之气各分为三。

[语释]

凡人之生，受气于天，故通乎天气，化生于阴阳万物。天地之间，六合之内，其地气应九州，人之气应九窍、五脏、十二骨节，其神气游行出入期间。天气衍生五行，阴阳之气依据盛衰消长而各分为三。若违背阴阳五行的变化规律，那么邪气就会伤害人体，因此，适应这个规律是寿命得以延续的根本。

【原文】《素问·天元纪大论》

五运①阴阳者，天地之道②也，万物之纲纪，变化③之父母，生杀之本始，神④明之府也，可不通乎？故物生谓之化，物极谓之变。阴阳不测谓之神，神用无方谓之圣⑤。变化之为用也，在天为玄，在人为道，在地为化。化生五味，道生智⑥，玄生神。

[词解]

①五运：五指木、火、土、金、水五运之气，运指运动、运行。合而言之，五运就是运行于宇宙太空中的五行之气。

②道：道的原始含义指道路、坦途。以后逐渐演变为道理，用以表达事物的规律性。诚如范文澜先生所说："道是从一切具体事物中抽象出来的自然法则或规律。"

③化：《说文解字》化，教行也。《韵会》解释为天地阴阳运行，自有而无，自无而有，万物生息则为化。

④神：《说文解字》神，从示，申声。申即引也，天主降气，以感万物，故言引出万物。

⑤圣：《广韵》圣，指事无不通，光大而化，超越凡人者。

⑥智：《释名》智，知也，无所不知也。《孟子》云"是非之心，智之端也"。今人引申义有智慧、智谋、机智、策略，有智慧的人等。

[语释]

五运合于三阴三阳者，这是上天下地之道。万物之多，皆以五运阴阳为纲纪。物极之变，物生之化，皆以五运阴阳为父母。物之始生，物之肃杀，皆以五运阴阳为本始。这是万物神明之府，不可不通。物生谓之化，物极谓之变，这是万物有所变化生杀。阴阳是天地之道，至精至微，此天地神明之府，应当通晓神明。神明的变化在天，为纯粹幽深；在人为道，大中之正；在地为化，孕育生成。

[按语]

古代学者常用五运六气这一解释自然界的变化及其对万物生长发展规律的学说。基本观点是六气为天气，五运为地气，天降地升，互相为用，这就是万物正常化生的道理。对人类而言，生长衰老等变化也离不开人与自然统一的基本规律。

（二）人之始生

【原文】《灵枢·天年》

人之始生，何气筑为基①，何立而为楯②，何失而死，何得而生？以母为基，以父为楯③，失神者死，得神者生也。何者为神？血气已和，荣卫已通，五脏已成，神气舍心，魂④魄⑤毕具，乃成为人。

[词解]

①基：址也。

②楯：指现在的栏杆。

③以母为基，以父为楯：马莳说过"方其始生，赖母以为之基，坤道成物也；赖父以为之楯，阳气以为捍卫也"。

④魂：形声字兼会意字，从鬼，从云声。专门用来表达某种崇高的精神境界。

⑤魄：《说文解字》魄，阴神也，指依附形体而存在的精神。衍义有魄力、气魄、体魄等。

[语释]

人在生命开始的时候，什么是基础？怎样树立外卫？丢失什么就会死亡？得到什么才能生存？古人谓以母为基础，以父为外卫，没有神气就会死亡，有了神气才能生存。什么叫神呢？血气极其和调，荣卫极其通畅，五脏已形成，神气潜藏于心，思维意识具备，才成为人。

[按语]

首次揭示母亲阴精为之生命的基础，父亲阳精为之生命的护卫，两者结合不仅产生有形之体，而且由于脏腑强弱，气血盛衰，可决定神之存亡，由此奠定完整人体与思维活动的相对统一。

【原文】《灵枢·经脉》

人始生，先成精，精成而脑髓生，骨为干①，脉为营②，筋为纲③，肉为墙④，皮肤坚而毛发长，谷入于胃，脉道以通，血气乃行。经脉者，所以能决死生，处百病，调虚实，不可不通。

［词解］

①骨为干：指骨的支架作用。

②脉为营：脉能藏气血以灌溉周身。

③筋为纲：言筋既有坚韧刚强的功效，又能约束骨骼。

④肉为墙：肉在外像墙垣一样，保护内在的脏腑组织。

［语释］

孕育之始，由男女之精交合而成，然后由精演变成脑髓，随之逐渐形成人体，以骨为支架，以脉灌溉全身，以坚韧的筋来约束骨骼，以肉为墙壁，护卫脏腑、筋骨、血脉，最后到皮肤并生长出毛发。出生后凭借水谷精微在脉道内外贯通，循环不止，从而营养人形。经脉的作用可以决断死生，处理百病，查明虚实，作为指导临床来说，不可不明白。

【原文】《灵枢·邪客》

愿闻人之肢节，以应天地奈何？天圆地方①，人头圆足方以应之。天有日月，人有两目。地有九州，天有九星，人有九窍。天有风雨，人有喜怒。天有雷电，人有音声。天有四时，人有四肢。天有五音，人有五脏。天有六律②，人有六腑。天有冬夏，人有寒热。天有十日③，人有手十指。辰有十二，人有足十指、茎、垂以应之④；女子不足二节，以抱人形⑤。天有阴阳，人有夫妻。岁有三百六十五日，人有三百六十五节。地有高山，人有肩膝。地有深谷，人有腋腘。地有十二经水，人有十二经脉。地有泉脉，人有卫气。地有草蘙⑥，人有毫毛。天有昼夜，人有卧起。天有列星，人有牙齿。地有小山，人有小节。地有山石，人有高骨⑦。地有林木，人有募筋。地有聚邑⑧，人有䐃肉⑨。岁有十二月，人有十二节⑩。地有四时不生草，人有无子。此人与天地相应者也。

[词解]

①圆方：《淮南子》记载"天圆地方"，因此圆方代表天地。又圆为阳奇之数；方为阴偶之数。

②六律：指黄钟、太簇、姑洗、蕤宾、夷则、无射，此六种属阳称六律。另有属阴的六种，称六吕，指大吕、应钟、南吕、林钟、仲吕、夹钟。

③十日：指甲、乙、丙、丁、戊、己、庚、辛、壬、癸。是谓天干。

④人有足十指、茎、垂以应之：张景岳说过"十二辰者，子、丑、寅、卯、辰、巳、午、未、申、酉、戌、亥，是谓地支"。故应人之足趾，足趾为十，并茎、垂为十二。茎，阴茎也。垂，睾丸也。

⑤以抱人形：指女子怀胎受孕。

⑥草蓂：指地上丛生之草。

⑦高骨：人身高起之骨，如颧、肩、膝、踝之类。

⑧聚邑：指聚落邑里。

⑨䐃（音 jiǒng）：指脂肉之聚会之处。

⑩十二节：指四肢三节，是为十二节。

[语释]

希望了解人的四肢百节和天地相应的情况。天体是圆的，地面是方的；人头是圆的，足是方的，这是天地与人相应的。又如天有日月，人有眼目。天有九星，人有九窍。天有风雨，人有喜怒。天有雷电，人有音声。天有四时，人有四肢。天有五音，人有五脏。天有六律，人有六腑。天有冬夏，人有寒热。天有十天干，人有手十指。地有十二地支，人有足十指和阴茎、睾丸，女子缺少阴茎和睾丸，但可以怀胎受孕。天有阴阳，人有夫妻。一年有三百六十五日，人有三百六十五个穴位。地有高山，人有肩膝。地有深谷，人有腋腘。地有十二条较大的河流，人有十二条主要经脉。地有云气，人有卫气。地面有众草丛生，人有毫毛生长。天有昼夜，人有卧起。天有列星，人有牙齿。地有小山，人有小关节。地有山石，人有高骨。地有林木，人有膜筋。地有群居的都邑，人有隆起的肌肉。一年有十二个月，人的四肢有十二节。地面有时不生草，人有终身不生子女。这些都是人与天地相应的情况。

【原文】《素问·阴阳应象大论》

天有精①，地有形②，天有八纪③，地有五理④，故能为万物之父母。清阳上天，浊阴归地，是故天地之动静，神明为之纲纪，故能以生长收藏，终而复始。惟贤人上配天，以养头；下象地，以养足；中傍人事，以养五脏。天气通于肺，地气通于嗌⑤，风气通于肝，雷气通于心⑥，谷气⑦通于脾，雨气通于肾，六经⑧为川，肠胃为海，九窍为水注之气⑨。以天地为之阴阳，阳之汗，以天地之雨名之，阳之气，以天地之疾风名之。暴气⑩象雷，逆气象阳。故治不法天之纪，不用地之理，则灾害至矣。

[词解]

①精：指清轻之气。

②形：指形体。

③八纪：谓八节之纪。八节即立春、立夏、立秋、立冬、春分、秋分、夏至、冬至八个主要节气。

④五理：指东、南、西、北、中，五方之道理。

⑤嗌：又称咽，指食道的上口。

⑥雷气通于心：雷为火气，心为火脏，故相通。

⑦谷气：谷同穀。五谷滋味入脾，故谷气通脾。

⑧六经：指三阴三阳，周流气血，故为人之川。

⑨水注之气：言水气之注也，如目之泪，鼻之涕，口之津，二阴指尿秽皆是也。虽耳若无水，而耳中津气湿而成垢，是即水气所致。

⑩暴气：指刚暴愤怒之气。

[语释]

天有精气，地有形体，天有八风纲纪，地有五行道理，因而天地是万物的根源。清阳升于天，浊阴归于地，天地动静以变化莫测的阴阳变化为纲纪，因此有生长收藏的变化，终而复始，循环不休。古代贤人法象天地自然，上部配合天气以养头；下部取象地气以养足；中部傍合人事以养五脏。天气与肺相通，地气与咽相通，风气与肝相通，雷气与心相通，谷气与脾相通，雨气与肾相通，人体六经好比河川，肠胃犹如大海九窍为水气灌注之处。天地自然比类人体阴阳，阳气发泄形成的汗像天地间的雨；阳气运行像天地间的疾风。刚燥暴怒的发作就像雷霆，人的上逆之气像自然界阳火的升腾。所以调养身体时，如果不取法天的八风之纪和地的五行之理，那么，疾病就要发生。

[按语]

古人将自然界的地球作为研究对象的本体，世界一切研究对象的总和；自然界是研究对象的性态，均用一个"道"字表达通往、通达之意。也就是说"道"为天下万物的始源，在研究生命之中，则指出"玄牝之门，是谓天地之根"。把神秘莫名的"道"喻之为母性动物的生殖器官，是非常贴切地描述了生育万物的"道"的特性。迄今为止，人类仍然在许多方面表达出对自然的依赖与怀念，企求与自然合为一体的强烈愿望。同时，张景岳强调"母为基，父为楯。譬之稼穑者，必得其地，乃施以种。种劣地优，肖由乎父；种优地劣，变成乎母"。我认为这是中医学提倡"优生优育"理念的科学内涵，值得深入思考与研究。

同时，人生于大自然之中，无不受到大自然的制约，大凡天之六合，地之九州，脏腑骨节皆通气于天，因此天气降，地气升，相互为用，才能使万物正常生化，人之生长衰老等变化，也离不开这个基本规律。

（三）生理周期

【原文】《素问·上古天真论》

女子七岁，肾气盛，齿更发长。二七，而天癸①至，任脉通，太冲脉盛，月事以时下，故有子。三七，肾气平均，故真牙②生而长极。四七，筋骨坚，发长极，身体盛壮。五七，阳明脉衰，面始焦③，发始堕。六七，三阳脉衰于上，面皆焦，发始白。七七，任脉虚，太冲脉衰少，天癸竭，地道不通④，故形坏而无子也。丈夫八岁，肾气实，发长齿更。二八，肾气盛，天癸至，精气溢泻，阴阳和⑤，故能有子。三八，肾气平均，筋骨劲强，故真牙生而长极。四八，筋骨隆盛，肌肉满壮。五八，肾气衰，发堕齿槁。六八，阳气衰竭于上，面焦，发鬓斑白。七八，肝气衰，筋不能动。八八，天癸竭，精少，肾气衰，形体皆极，则齿发去。

［词解］

①天癸：历代医家有多种解释，按字释义，天者，天真，天然，非人力所能者；癸者，干支序数也，属水。故张景岳说："天癸者，言天一之阴气耳。气化为水，因名天癸。"由此推测，天癸是具有化生精血的功能，从而使男女具有生殖能力。

②真牙：指智齿。

③焦：同憔，指憔悴而言。

④地道不通：指月经停止来潮，进入绝经期。

⑤阴阳和：指男女两性交合。

[语释]

女子七岁，肾气旺盛，乳齿更换，毛发开始茂盛。十四岁，天癸产生，任脉通畅，太冲脉旺盛，月经来潮，具备了生育子女的能力。二十一岁时，肾气充满，智齿出，牙齿长全。二十八岁时，筋骨强健，毛发生长达到顶峰阶段，身体最为强壮。三十五岁时，阳明脉逐渐衰弱，颜面开始憔悴，头发也开始脱落。四十二岁时，三阳血脉衰落，颜面憔悴无华，毛发开始变白。四十九岁时，任脉、太冲两经气血衰少，天癸枯竭，月经断竭，表现为形体衰老，失去生育能力。男子八岁，肾气充足，毛发开始浓密，乳齿更换。十六岁时，肾气旺，天癸产生，精液满而外泄，两性交合就能生育子女。二十四岁时，肾气充满，筋骨强健，智齿生出，牙齿健全。三十二岁时，筋骨丰隆，肌肉丰满。四十岁时，肾气衰，头发始落，牙齿枯槁。四十八岁时，上部阳气衰竭，面部憔悴无华，头发和两鬓花白。五十六岁时，肝气衰，筋的活动不能自如。六十四岁时，天癸枯竭，生殖机能减弱，肾气衰，形体衰疲，牙齿、头发脱落。

【原文】《素问·阴阳应象大论》

能知七损八益①，则二者可调，不知用此，则早衰之节②也。年四十，而阴气自半③也，起居衰矣。年五十，体重，耳目不聪明矣。年六十，阴痿④，气大衰，九窍不利，下虚上实，涕泣俱出矣。知之则强，不知则老，故同出而名异⑤耳。智者察同，愚者察异⑥，愚者不足，智者有余，有余则耳目聪明，身体轻强，老者复壮，壮者益治。是以圣人为无为之事，乐恬憺之能⑦，从欲快志于虚无之守，故寿命无穷，与天地终，此圣人之治身也。

[词解]

①七损八益：历代解释诸多。据《医心方》所述，八益指益固精、益安气、益利脏、益强骨、益调脉、益畜血、益益液、益道体；七损指损绝气、损溢精、

损夺脉、损气泄、损机关厥伤、损百闭、损血竭。

②早衰之节：指早衰的征象。

③阴气自半：阴，真阴也。四十之后，精气日衰，阴减其半矣。

④阴痿：张志聪表示"阴事痿矣"，即阳事不举。

⑤同出而名异：同，同于好欲；异，异其老壮之名。

⑥智者察同，愚者察异：明智的人，观察的是人与天地阴阳之气相关的共同性，加以适应之；愚蠢的人，观察的是不同的效果，不知适应天地阴阳之道。

⑦能：指情态。

[语释]

能了解七损八益的养生道理，则阴阳之气便能协调，若不懂得运用这个道理，就一定会发生早衰。一般人四十岁阳气减半，动作呆慢。五十岁，身体显得笨重，耳目也不聪明。六十岁阳事不举，正气大衰，九窍不通利，下虚上实，故眼泪、鼻涕不时流出。所以说懂得养生的人，身体就会强健，不知养生的人，就容易衰老。人体同得天地阴阳之气一生，而其结果则有强壮与衰老的差别。聪明的人，能察觉其共同性，愚笨的人，仅能察觉其不同之处。所以愚笨的人真气不足，而聪明的人则真气有余，真气有余则耳聪目明，身轻体健，即使年龄已老，仍健壮如故。所以圣人做的是无为之事，乐于保持恬憺的情态，而居守于快乐自如的虚无境界，所以能享受天年，这是圣人的养生之道。

[按语]

女子从七岁开始至四十九岁，在面部齿发以及生殖能力由强盛转向衰落，是本着自然的发展规律而成。男子从八岁开始也会出现同样的现象。同时特别强调，人到四十至六十岁，会出现明显衰老的各种特征。作为临床医生，应该掌握这些特征发展的阶段性，给予适当的调治。

（四）体液化生

【原文】《灵枢·决气》

两神相抟①，合而成形②，常先身生，是谓精。上焦开发，宣③五谷味，熏肤④，充身泽毛，若雾露之溉，是谓气。腠理发泄，汗出溱溱⑤，是谓津。谷入气满，淖⑥泽注于骨，骨属屈伸，泄泽，补益脑髓，皮肤润泽，是为液。中焦⑦受气取汁，变化而赤，是谓血。壅遏⑧营气，令无所避，是谓脉。

[词解]

①两神相抟：专指男女交合。

②合而成形：交合产生新的生命体。

③宣：指发散。

④熏肤：指温煦皮肤。

⑤汗出溱溱：形容出汗多的样子。

⑥淖泽：形容濡润之意。

⑦受气：指受纳食物。

⑧壅遏：限制的意思。

[语释]

男女交合之后，产生新生命，在形体出现之前所形成的物质叫作精。上焦会将饮食精微宣散至身体各部，以温煦皮肤，充实形体，泽润毛发，像雾露似的灌溉各种生物，这叫作气。腠理疏泄，大量汗出叫作津。水谷入胃化生精微，散布全身渗润骨髓，使之骨骼关节伸屈自如，流泄于脑，补益脑髓，滋润皮肤，这种精微物质叫作液。中焦会消化食物的精微物质，使之经气化作用变成红色液体，这叫作血。限制营血，使之不能外溢于管道的叫作脉。

[按语]

我们人体中的精、气、津、液、血、脉,都是来源于元气,其名称有所不同,表明对人体作用的差异,知道其缘由对临床辨证用药是很有帮助的。

二、生命演释

(一) 人之盛衰

【原文】《灵枢·天年》

人生十岁,五脏始定,血气已通,其气在下,故好走①。二十岁,血气始盛,肌肉方长,故好趋②。三十岁,五脏大定,肌肉坚固,血脉盛满,故好步③。四十岁,五脏六腑十二经脉,皆大盛④以平定,腠理始疏⑤,荣华颓落⑥,发鬓斑白,平减不摇⑦,故好坐。五十岁,肝气始衰,肝叶始薄,胆汁始减,目始不明。六十岁,心气始衰,苦忧悲,血气懈惰,故好卧。七十岁,脾气虚,皮肤枯。八十岁,肺气衰,魄离,故言善误⑧。九十岁,肾气焦⑨,四脏经脉空虚⑩。百岁,五脏皆虚,神气皆去,形骸独居而终矣。

[词解]

①好走:指喜跑。

②好趋:指行走快。

③好步:指慢步行走。

④大盛:原意指规模大,仪式隆重的集体活动。此处引申为血脉充实,即内盛也。

⑤始疏:指腠理开始疏稀,故杨上善强调"始疏,外衰"。此处为皮肤松弛下垂。

⑥荣华颓落:荣华,比喻颜面红润。落,谓零落。此谓人年四十则红

润面色开始衰老，毛发零落。

⑦平减不摇：指事喜简易，而不好动作。

⑧故言善误：因肺气虚，魂魄离散，精神不足，故而言语多有颠倒，不能连贯。

⑨肾气焦：马莳说过"肾气焦者，水竭则焦也"。

⑩经脉空虚：张志聪说过"人之衰老，从上而下，自阳而阴，故肝始衰而心，心而脾，脾而肺，肺而肾"。

[语释]

人在十岁，五脏健全，血气通畅，故喜跑。二十岁，气血旺盛，肌肉发达，故走路较快。三十岁，五脏健全，肌肉坚固，血脉盛满，故喜欢徐行。四十岁，五脏六腑和十二经脉发育很好，并且稳定，但腠理开始疏松，面色开始衰落，发鬓斑白，遇事喜简易，不好动作，所以好坐。五十岁，肾气衰退，肝叶薄落，胆汁减少，眼睛开始视物不明。六十岁，心气始衰，经常有忧虑悲伤之苦，气血缓行，故喜躺卧。七十岁，脾气虚弱，皮肤干枯。八十岁，肺气衰，魂魄离，故常有语言错误。九十岁，肾气焦竭，肝、心、脾、肺四脏和经脉空虚。百岁，五脏皆空，神气皆无，仅留形体而死亡。

[按语]

人之气数，皆有定期；而长短不齐者，有出于禀赋，有因于人为。故唯智者不以人欲害其天真。以自然之道，养自然之寿，而善终其天年，此圣智之所同也。今人非唯不能守其有，而且欲出尘逃劫数，皆脱飞升，因人惑己，因己惑人，是焉知无则无极，有则有尽，而固窃窃然自以为觉，亦何异梦中占梦，其不觉也亦深矣。具体而言，是人类对于孕育有了初步的认识，并且强调精髓之重要，它是构建脑、骨、肉、筋、皮肤、毛发的物质基础。同时，指出人从十岁到百岁这段时间，由喜动到形体没落，其中的各种不同表现，对于指导临床的治疗，仍然具有较大的实用价值。

（二）人之特质

【原文】《灵枢·阴阳二十五人》

木形之人，比于上角①，似于苍帝②。其为人苍色，小头，长面，大肩背，直身，小手足，好有才，劳心，少力，多忧劳于事。火形之人，比于上徵③，似于赤帝。其为人赤色，广䏚④䪼⑤，锐面⑥小头，好肩背髀腹，小手足，行安地⑦，疾行摇肩，背肉满，有气轻财，少信，多虑，见事明，好颜，急心，不寿暴死。土形之人，比于上宫，似于上古黄帝。其为人黄色，圆面，大头，美肩背，大腹，美股胫，小大手足，多肉，上下相称，行安地，举足浮浮，安心，好利人，不喜权势，善附人也。金形之人，比于上商，似于白帝。其为人白色，小头，小肩背，小腹，小手足，如骨发踵外，骨轻，身清廉，急心，静悍，善为吏。水形之人，比于上羽，似于黑帝。其为人黑色，面不平，大头，廉广颐，小肩，大腹，动手足，发行摇身，下尻长，背延延然，不敬畏，善欺绐人⑧，戮死⑨。

[词解]

①比于上角：比者，拟议之谓，以人而拟角，故谓之比。角者，为五音之一，属木。

②似于苍帝：东方属木，在色为苍。

③徵：五音之一，属火。

④䏚：《说文》瘢也；《广韵》杖疤肿处。

⑤䪼：况且。

⑥锐面：指面型尖瘦。

⑦行安地：指步履稳当。

⑧绐：指欺骗、哄骗。

⑨戮：指杀。

[语释]

　　木形人的特征,苍色,小头,长面,大肩,平背,直身,手足小,有才干,劳心,体力差,经常忧虑工作。火形人的特征,赤色,多疤痕,颜面长,尖头小,肩背髀腹各部发育良好,手足小,步履稳当,行路摇肩,背部肌肉丰满,有气魄,轻钱财,说话少信,多疑虑,见事明白,心急,不能享受高龄,易暴亡。土形人的特征,肤黄色,面圆头大,肩背发育好,大腹,大腿和足胫健壮,手足大,肌肉丰满,身体上下,均匀对称,步履稳重,做事足以取信于人,心安,喜做有益于人的事情,不喜欢权势,而依附于人。金形人的特征,白色,面方,头小,肩背小、腹小、手足小,足跟处骨骼显露,动作敏捷,精干,心躁,能静能动,喜欢做官吏类职务。水形人的特征,肤色黑,面部不平正,大头,宽腮,肩小,腹大,手足大,自腰至尻,距离较长,背部也比较长,行动身体摇摆,既不敬人,也不怕人,经常欺骗人,有的被杀而亡。

【原文】《灵枢·通天》

　　太阴之人,贪而不仁,下齐湛湛①,好内而恶出②,心抑而不发③,不务于时④,动而后之⑤,此太阴之人也。少阴之人,小贪而贼心⑥,见人有亡,常若有得⑦,好伤好害,见人有荣,乃反愠怒⑧,心疾而无恩⑨,此少阴之人也。太阳之人,居处于于⑩,好言大事,无能而虚说,志发于四野⑪,举措⑫不顾是非,为事如常自用⑬,事虽败而常无悔,此太阳之人也。少阳之人,谛谛好自贵⑭,有小小官⑮,则高自宣,好为外交而不内附⑯,此少阳之人也。阴阳和平之人,居处安静,无为惧惧⑰,无为欣欣⑱,婉然从物⑲,或与不争,与时变化,尊则谦谦,谭而不治,是谓至治⑳。

[词解]

　　①下齐湛湛:齐,等。湛湛,喻贪浊。本句是说贪而不仁者,向下等

于贪浊。

②好内而恶出：内，同纳。指有所得则喜，有所费则怒。

③抑而不发：抑，谓遏制。指遏制内心而不外露，是不坦率的表现。

④不务于时：时，善。指贪而不仁，故不务为善。

⑤动而后知之：见人有举动而后随之，是柔顺之态。

⑥贼心：指害人之心。

⑦见人有亡：指常若有得，幸灾乐祸。

⑧愠怒：愠，发怒。指恼怒。

⑨心疾：疾，同嫉。指嫉妒之心。

⑩于于：指自得之貌。

⑪志发于四野：指旷而肆志。

⑫举措：指举动措置。

⑬如：而。

⑭谍谛：指细察，详审。

⑮小小：指微微。

⑯而不内附：指不靠近应亲之人。

⑰无为惧惧：为，有。指恐骇之状。

⑱欣欣：指喜乐。

⑲婉然：指和顺之貌。

⑳至治：指至真妙理。

[语释]

太阴人的特征，性格贪而不仁厚，向下等于贪浊，有所得则喜，有所费则怒，遏制内心的活动而不外露，不坦率，见风使舵，跟随人家后面跑。少阴人的特征，贪图小利，有害人之心，看到别人的损失就幸灾乐祸，看到别人的光荣就分外恼怒，心怀忌讳，毫无同情之心。太阳人的特征，平时自鸣自得，好讲大事，无能却空话大话，有志于四方，举动不顾是非，做起事来自以为是，失败又没有悔改之心。少阳人的特征，对事物谨慎，喜欢抬高自己，做了微小官职，自以为了不起，喜欢向外宣扬，好对外交际，而不能够亲近亲人。阴阳和平之人的特征，居处安静，没有意外的恐惧，也没有过分的喜乐，和顺服从一切工作，偶尔占有便宜，也不去计较争取，顺从事物的变化，有尊贵的地位，却很谦让，即使地位低下，也不媚上，这才是至真妙理。

[按语]

上述十种人，既有先天禀赋的一面，又有后天环境熏陶的一面。古代人对人的观察虽然不够全面或者准确，但从某种意义上讲，也是客观地反映了某些真实性，为临床医生提供了诊疗疾病的客观指标，同时告诫医者要重视对患者的心理疏导。

另注张景岳所说的"太阴、少阴、太阳、少阳者，非如经络之三阴三阳也。盖以天禀之纯阴者为太阴，多阴少阳者为少阴，纯阳者为太阳，多阳少阴者为少阳，并阴阳和平之人，而分为五态也"。

（三）寿之长短

1. 知道长寿

【原文】《素问·上古天真论》

上古①之人，其知道②者，法于阴阳③，和于术数④，饮食有节，起居有常，不妄作劳⑤，故能形与神俱⑥而尽终其天年⑦，度百岁乃去。

[词解]

①上古：太古也。在中国历史上多指夏、商、周、秦、汉这个时期。

②知道：知修养之道也。

③法于阴阳：法，取法，效法也。阴阳，天地四时，五行六气。

④和于术数：和，调也。术数，指调养精气之法也。又张景岳认为"术数，修身养心之法也"。

⑤不妄作劳：妄，不循法度。劳，此处指过度的劳累和房事。

⑥形与神俱：形，指形体。神，指精神。俱，不仅共存，且有两种相交之称。

⑦天年：指人的自然年寿。

[语释]

太古之人，通晓修养之道，善于调和天地四时、五行六气等，调整生活方式，适当劳动，饮食有节，作息规律，尽量不作非分之劳，保持形体与精神和谐健旺，就能做到尽终天寿而去。

[按语]

善于养生的智者，深谙两条原则，一是随自然气候变化而适应之，旨在养精；二是调节饮食，适当劳动，意在养神。两者兼备，使之形与神共存，故能尽终天寿。

【原文】《素问·上古天真论》

上古圣人①之教下也，皆谓之虚邪贼风②，避之有时，恬淡虚无③，真气从之④，精神内守，病安从来。

[词解]

①圣人：圣者，通也。此处指深懂养生之道的人。

②虚邪贼风：虚邪指不应当发生的气候骤变，便是邪气；贼风指这种邪气有伤人的残贼性质，故叫贼风。

③恬淡虚无：恬，宁静之意。淡，安适之意。虚无，无所动于中，指没有欲念和患得患失的思想情绪。全句就是无私寡欲，没有不正确的思想和情绪的波动。

④真气：指先天禀赋与后天谷气合之。后世又云元气或精气。

[语释]

智慧之人，告诫世人，内要修养生之道，外要避贼害之邪，保持神志安宁，防止情绪波动，使之真气和顺，精力充沛，疾病无从发生。

[按语]

再次强调内要养，外要避，保持心态平和，疾病就不会发生。

【原文】《素问·上古天真论》

志闲①而少欲，心安而不惧，形劳而不倦，气从以顺，各从其欲，皆得所愿。故美其食，任其服，乐其俗，高下不相慕，其民故曰朴②。是以嗜欲不能劳其目，淫邪不能惑其心，愚③智④贤⑤不肖⑥，不惧于物，故合于道，所以能年皆度百岁，而动作不衰者，以其德全不危也⑦。

[词解]

①志闲：思想清静无为。

②朴：朴素、敦朴。

③愚：蒙昧也。

④智：深明事理。

⑤贤：品德高尚者。

⑥不肖：品德恶劣者。

⑦德全不危：德，修养而有德于心。全，具备。危，危害。此句指心中领会了养心修身之道，才能保全天真不受危害。

[语释]

内得守,外知避,足以内闲而少欲,心安而不惊惧。外则形劳而不知疲,内外安和,气以从顺,各从其欲,皆得所愿。吃什么食物都觉得甘美,随意穿着什么衣服也感到满意,大家喜欢的风俗习尚,不论社会地位的高低,都不相倾慕,所以这样的民众称得上朴实无华。这是因为任何不当的嗜好都不会引起他们的注目,任何淫乱邪僻事物也都不会惑乱他们的心志,无论是愚笨的还是聪明的,品德高尚的还是品德恶劣的,都不会因外界事物的变化而动心焦虑。所有这些均符合养生之道,故能年度百岁而动作不衰,也正是因为领会和掌握了这些修身养性的方法,才使身体不被内外邪气干扰。

[按语]

文中告诫世人,内要志闲少欲,心安不惧,外要形劳不疲,气以从顺。对美食、华服均要做到形与神俱,内外安和,自能道与德合,保全天真,长寿而不受危害。

2. 道失早衰

【原文】《素问·上古天真论》

今时之人不然也,以酒为浆[1],以妄为常,醉以入房,以欲绝其精,以好散其真[2],不知持满,不时御神[3],务快其心,逆于生乐[4],起居无节,故半百而衰也。

[词解]

①浆:《说文解字》浆,是古代的一种酸味饮料。《康熙字典》浆,水米汁。此处指米汤。

②耗散其真:真,指先天的真气,即受之先天的生命原动力。轻者曰耗,

轻用不止则真散。

③不知持满，不时御神：持满，保持精气的充满。时，善也。御，用也。王冰注：爱精保神，如持盈满之气，不慎而动，则倾竭天真。

④生乐：生，表示生长旺盛。乐，意为喜悦，愉快。古本作"真乐"。

[语释]

现在的人把酒当水浆，滥饮无度，是反常的生活习惯，醉酒行房，因恣情纵欲而使阴精竭绝，因满足嗜好而使真气耗散，不知道谨慎保持精气的充满，不善于统驭精神而专求心志的一时之快，违逆人生乐趣，起居作息毫无规律，所以半百之年就衰老了。

3. 精华奉降

【原文】《素问·五常政大论》

阴精所奉，其人寿，阳精所降，其人夭。阳胜者，先天，阴胜者，后天，此地理之常，生化之道也。高者其气寿，下者其气夭。地之小大异也。小者小异，大者大异，故治病者，必明天道地理，阴阳更胜，气之先后，人之寿夭，生化之期，乃可以知人之形气矣。

[语释]

西北方阴也，其精奉于上，东南方阳也，其精华降于下，故阴精所奉之方，其人寿，阳精所降之方，其人夭。阳气治之而阳胜者，四时之气常先天。阴气治之而阴胜者，四时之气常后天。先天则生化早，后天则生化迟，这是地理阴阳高下之常，也是生化迟早之道。地高者，阴气治之，阴精所奉，其人寿。地下者阳气治之，阳精所降，其人夭。地势高下的大小差异影响着阴阳三合的差别大小，因此治病者必明上天之道，下地之理，其中包括阴阳更胜，时气先后，以此决定人的寿夭及其生化之期，更能明白人之形气矣。

[按语]

告诫今世之人，既要明白天地高下，地理变化的不同，给人寿夭带来的影响，特别是对于阴气的奉承使人长寿，阳气的衰落使人夭折，这种从阴阳相反相成又相互关联不能分离的道理中，悟出阴阳平衡是至关重要的。同时，还要明白酒能乱其性，竭其精；起居无节则会耗散真气。若竭精耗真，年至五十则会出现早衰征兆。

4. 形面寿夭

【原文】《灵枢·寿夭刚柔》

余闻形有缓急，气有盛衰，骨有大小，肉有坚脆，皮有厚薄，其以立①寿夭奈何？形与气相任则寿，不相任则夭②。皮与肉相果则寿，不相果则夭③。血气经络胜形则寿，不胜形则夭④。何谓形之缓急？形充而皮肤缓者则寿⑤，形充而皮肤急者则夭⑥。形充而脉坚大者顺也⑦，形充而脉小以弱者气衰，衰者危矣⑧。若形充而颧不起者骨小，骨小则夭矣⑨。形充而大肉䐃坚而有分者肉坚⑩，肉坚则寿矣；形充而大肉无分理不坚者肉脆，肉脆则夭矣。此天之生命，所以立形定气而视寿夭者。必明乎此立形定气，而后以临病人，决死生。

[词解]

①立：确定的意思。

②形与气相任则寿，不相任则夭：任，相当也。有是气当有是形，表里相称者寿，一强一弱，而不相称则夭。

③相果则寿，不相果则夭：相果者，气必畜故寿；不相果者，气易失故夭。

④胜形则寿，不胜形则夭：形体者，外之枝叶也，根本胜则寿，枝叶

胜则夭。

⑤皮肤缓者则寿：皮肤缓和者，言气脉从容，故当寿。

⑥皮肤急者则夭：皮肤紧急者，气脉促迫，故当夭。

⑦脉坚大者顺：表里如一，故曰顺。

⑧脉小以弱：脉弱者，外实内虚，故曰危。

⑨形充而颧不起者骨小，骨小则夭：颧者，骨之本也。形充而颧不起者，其骨必小。骨小肉充，臣胜君者也，故当夭。

⑩大肉䐃坚而有分者肉坚：大肉，臀肉也。䐃者，筋肉结聚之处。有分者，肉中分离明显也。

[语释]

我听说人的形态有缓急与紧张，气有盛衰，骨骼有大小，肌肉有坚脆，皮肤有厚薄，那怎么来决定人的寿夭？形与气平衡相称会长寿，不平衡不相称会夭亡。皮肤与肌肉相包紧的会长寿，不相包的会夭亡。血气经络充盛胜于形体的会长寿，血气经络衰退不能胜过形体的会夭亡。什么是外形的缓急？与寿命的关系又是怎样的？凡是形体充实，皮肤和缓，脉气充容则寿长，形体虽然充实而皮肤紧急的，气脉迫促则易夭亡。形体充实，脉坚大，表里如一，内外俱强是长寿的顺象；形体虽充实而脉弱小无力，是内虚外实，气脉不足，这是一种容易夭亡的危象。形体充实颧骨低小的是骨骼弱小，也是夭折的形态。形体充实肌肉发达坚实，分理清楚是长寿的形态；形体充实而肌肉松软脆弱，没有分理的是夭亡的形态。这些人都是禀赋不同所造成的，所以可根据人之形气来看寿命的长短。做医生必须懂得立形定气的道理，然后临证判断病人情况。

5. 时间医学

【原文】《素问·六节脏象论》

夫（天以）六六之节，（地以）九九制会者，所以正天之度①，气之数也。天度者，所以制日月之行也。气数者，所以纪②化生之用也。天为阳，地为阴，日为阳，月为阴，行有分纪③，周有道理④，日行一度，月行十三度而有奇焉⑤，故大小月三百六十五日而成岁，积气余而盈闰矣⑥。

[词解]

①天之度：古人将周天定为三百六十五度。每度为周天的三百六十五分之一，每昼夜日行一度，也就是太阳视运动每昼夜运行周天的三百六十五分之一。

②纪：记也，标志。

③分纪：指天体运行的部位和秩序。

④道理：指天体运行的道路。

⑤月行十三度而有奇焉：此言在一昼夜的时间里，日行周天的三百六十五分之一，而月行周天的三百六十五分之十三有余。奇，余数。

⑥积气余而盈闰：积三年约多出一个月，所以三年必有一个闰月，约十九年有七个闰月，在不断调整中，保持节气与月份的一致性。

[语释]

天之六六之节和地之九九之会，是用来确定天度和气数的。天度，是计算日月行程的。气数，是标志万物化生之用的。天为阳，地为阴，日为阳，月为阴。它们的运行有一定的部位和秩序，其环周也有一定的道路。每一昼夜，日行一度，月行十三度有余，所以大月、小月合起来三百六十五天为一年，由于月份的不足，节气有盈余，于是出现闰月。

【原文】《素问·六节脏象论》

五日谓之候，三候谓之气，六气谓之时，四时谓之岁，而各从其主治焉①。五运相袭②，而皆治之，终期之日③，周而复始，时立气布④，如环无端，候亦同法。故曰：不知年之所加⑤，气之盛衰，虚实之所起，不可以为工矣。

[词解]

①主治：指当旺的意思，如木旺于春，火旺于夏等。

②五运相袭：指木、火、土、金、水五行之气随着时间的推移而循序相承。

③期：指一定的时间，或者标准、准则。亦可指周期。

④时立气布：指一年四时之中的节气分布。

⑤年之所加：指一年中客气加临的情况。

[语释]

五日为候，三候为气，六气为时，四时为岁，一年四时，各随其五行而分别当旺。木、火、土、金、水五行之气随时间的推移而循序相承，各有当旺之时，到年终再从头开始循环。一年分立四时，四时分布节气，如环无端，节气中再分候，也是这样推移下去。所以说，不知当年客气加临、气的盛衰、虚实的起因就不能成为好的医生。

【原文】《灵枢·阴阳二十五人》

形胜色，色胜形者①，至其胜时年加，感则病形，失②则忧矣。形色相得者③，富贵大乐。其形色相胜之时，年加可知乎？凡年忌上下之人，大忌常加九岁，七岁④，十六岁，二十五岁，三十四岁，四十三岁，五十二岁，六十一岁，皆人之大忌，不可不自安也，感则病，失则忧矣。当此之时，无为奸事，是谓年忌。

[词解]

①形胜色，色胜形：此言形色当相合，否则为病矣。

②失：指失治。

③形色相得：指形色相适合。喻木形色苍、金形色白等。

④常加九岁，七岁：张景岳说：此言年忌，始于七岁，以至六十一岁，每递加九年者，盖以七为用之少，九为阳之老，阳数极于九，而极必变，故自七岁以后，凡遇九年，皆为年忌。

[语释]

形体的五行属性克肤表的五行属性，或肤色的五行属性克形体的五行属性，再遇到胜时年忌上下，稍有感受邪气就会生病，如果失治，则令人忧虑。如果形色相合，就会令人愉快。既然形体与肤色有相克的时候，那所谓年忌如何理解呢？概括说人的大忌通常是加九岁，从七岁开始，十六岁、二十五岁、三十四岁、四十三岁、五十二岁、六十一岁，这都是人的大忌之年，不可以自身疏忽，如有所感，就会生病，失治就会令人忧虑。所以在这些岁月里当不行奸邪之事，这就是年忌。

[按语]

时间医学是现代医学与时间生物学相结合的产物，近十多年来，得到迅速地发展。

不过，我查阅有关资料，发现《黄帝内经》有多篇论述，不仅内容详细，而且细致缜密，几乎涵盖了时间医学的整个内容，具体表现如下：

一是养身要点，主张春夏养阳，秋冬养阴；二是四时防治，春季防风，夏季避暑，秋季养阴，冬季护阳；三是生理指数，女子是从七岁，男子是从八岁，直到女子四十九岁，男子六十四岁，生理由盛而衰的全过程；四是形体盛衰，人的形体盛衰每十年出现渐进性的衰退；五是脏气法时，具体阐述疾病在一日十二时辰之间所出现的症状减轻或加重乃至危及的转变规律；六是年龄大忌，形体与肤色有克制则为年忌。始于七岁，每递加九年，分别是七岁、十六岁、二十五岁、三十四岁、四十三岁、五十二岁、六十一岁均为年龄大忌,不可自身疏忽,如有感受邪气就会生病,失治更是令人堪忧。总之,人身的各种演变均要顺从天、地、日、月、星辰的变化,才能使之生活更有节律性,并且要不断地维持这种动态的平衡,方可健康永驻,延年益寿。

另,李克绍说:年忌指人从7岁开始,每隔9年所遇到的是大忌。为什么以9为隔,在中国传统文化中,"九"代表结束、最高以及生命的轮回。有许多成语"九",代表"极",如象征极高的"九霄云外";象征极大的"九州方圆";象征极深的"九泉之下";象征极冷的"数九寒天"。由此可见,"九"既被称为无数,又象征为极限。另据有关文献报告,人体衰老的转折点,称之"生命时钟"。美国某大学对4623人的调查,发现生命时钟有三个关键点,即34岁、60岁、74岁,也就是说在上述三个时间点衰老的进程将会加速而明显,尤其表现在从35岁达到高峰值后,45岁器官方面开始走下坡路,喻蛋白质水平活力大幅度下降;骨骼在40岁后,骨密度开始疏松;肌肉手部握力,在60岁以前,每年下降1%～5%,60岁以后,每年下降3%～5%。

三、四季调摄

(一)春

【原文】《素问·四气调神大论》

春三月①,此谓发陈②,天地俱生,万物以荣。夜卧早起,广③步于庭,被发缓形④,以使志生⑤,生而勿杀,予而勿夺,赏而勿罚⑥,此春气之应,养生之道也。逆之则伤肝,夏为寒变,奉长者少⑦。

[词解]

①春三月：用农历节气均分，从立春、雨水、惊蛰、春分、清明、谷雨至立夏前一日为春三月，不同于正月、二月、三月。

②发陈：发，启也。陈，故也。春阳上升，发育庶物，启故从新，故曰发陈。

③广：大也。

④被发缓形："被"与"披"同。缓，和缓也。指披散开头发，解开衣带，舒缓形体。

⑤以使志生：志者，五脏之志也。言使志意顺着春天之气而活动。

⑥生而勿杀，予而勿夺，赏而勿罚：生、予、赏皆应春阳生发之气。杀、夺、罚皆指折逆春阳生发之气，所以勿杀、勿夺、勿罚。

⑦夏为寒变，奉长者少：奉，供给的意思。夏长以春生为基础。若春天养生不好，提供夏长的条件差，容易发生寒性病变。下同。张隐庵说："木伤不能生火，夏月火令之时，反变为寒病。"

[语释]

春季阳气上升，发育万物，当夜卧早起，以使其生。广步于庭，以运其身，披发缓行，有利于肝志内生。不能杀、夺、罚，而应生、予、赏，以顺春生之气。若逆之则伤肝，肝伤则春无以生，至夏有寒病之变，故知调养春生乃为夏长之基。

[按语]

春阳和而上升，万物萌生，既要夜卧早起，又要披发慢行于庭院，使之意志得以顺之，对于养生之气，不可杀、夺、罚，逆之春无以生，夏至则会有变生寒病，这是因为木不生火，失去夏长的基础。

（二）夏

【原文】《素问·四季调神大论》

夏三月①，此谓蕃秀②，天地气交③，万物华实，夜卧早起，无厌于日，使志无怒，使华英成秀④，使气得泄，若所爱在外⑤，此夏气之应，养长之道也。逆之则伤心，秋为痎疟⑥，奉收者少，冬至重病。

[词解]

①夏三月：从立夏、小满、芒种、夏至、小暑、大暑至立秋前一日为夏三月。

②蕃秀：蕃，茂也，盛也。秀，华也，美也。阳气浮长，故为茂盛而华秀。

③天地气交：夏阴气微上，阳气微下，故为天地气交。

④华英：言神气也。

⑤使气得泄，若无所爱在外：气泄于肤腠宜通，时气疏畅，有如好乐在外也。

⑥痎疟：《说文解字》痎，二日一发疟也。马元台认为"痎疟，疟之总称也"。

[语释]

夏季三个月，自然界万物繁茂秀美。此时，天气下降，地气上腾，植物开花结实，长势旺盛，人们应夜卧早起，以遂其长。无厌于长日，保持情志愉悦，切勿发怒。心气清明，心志无怨平和，则华英成秀，充盈气机，自能得以疏泄，如爱在外者然。凡遂长夏之气，在人为养生之道，若逆之则伤心，心伤无长，有阴寒之痎疟。若奉收者少，秋无以收，冬何以藏，故冬至重病。

[按语]

夏月之气而调神，一不要厌夏日之长，应保持心气清明，心志平和无怒，有利于气得疏泄，如爱在外；二不要逆之，逆之则伤心，心伤无以长，易患阴冷之痎疟，如此奉收则少，秋无以收，冬何以藏，故冬至重病。

（三）秋

【原文】《素问·四气调神大论》

秋三月①，此谓容平②，天气以急，地气以明，早卧早起，与鸡俱兴，使志安宁，以缓秋刑③，收敛神气，使秋气平④，无外其志，使肺气清，此秋气之应，养收之道也。逆之则伤肺，冬为飧泄⑤，奉藏者少。

[词解]

①秋三月：从立秋、处暑、白露、秋分、寒露、霜降至立冬前一日为秋三月。

②容平：容，盛也。平，成也。秋天是万物荣盛收成的季节，故称之容平。

③使志安宁，以缓秋刑：秋气肃杀，故称秋刑。张景岳认为"阳和而退，阴寒而生，故使神志安宁，以避肃杀之气"。

④收敛神气，使秋气平：言当收敛神气，以适应秋天容平之气。

⑤飧：原意晚餐。飧，夕食也。古者夕则馂胡膳之余，故曰熟食。又，飧，病名出自"本篇"与"藏气法时论"等篇。又名水谷利，指泄泻完谷不化之寒泄。

[语释]

秋三月，万物皆盛实而平定收敛，此时，天高风急，地气清肃，人应早睡早起，和鸡的活动时间相仿，以保持神志的安宁，减缓秋季肃杀之气对人体的影响；收敛神气，以适应秋季容平的特征，不使神思外驰，以保持肺气的清肃功能，这就是适应秋令的特点而保养人体收敛之气的方法。若违逆了秋肃之气，就会伤及肺脏，提供给冬藏之气的条件不足，冬天就要发生飧泄病。

[按语]

秋季调神，要早睡早起，使肺志安宁，以缓秋时肃杀之气。若逆之，不养其收则伤肺，阳气下虚，不能燃起中焦釜底，故会发生难以腐化水谷的情况而发为飧泄矣。

（四）冬

【原文】《素问·四气调神大论》

冬三月①，此谓闭藏，水冰地坼②，无扰乎阳，早卧晚起，必待日光，使志若伏若匿，若有私意，若已有得③，去寒就温，无泄皮肤，使气亟夺④，此冬气之应，养藏之道也。逆之则伤肾，春为痿厥，奉生者少。

[词解]

①冬三月：从立冬、小雪、大雪、冬至、小寒、大寒至立春前一日为冬三月。

②坼：裂开也。

③使志若伏若匿，若有私意，若已有得：若伏若匿，谓之使志无外。若有私意，若已有得，表明神气内藏也。

④使气亟夺：气，指阳气。亟，频数也。言当保护阳气，勿使受到削夺。

[语释]

冬三月，是生机潜伏，万物蛰长的时令，此时，冰冻地裂，阳气收藏，不可损扰以泄阳气，冬令之气而调神，人应该早卧晚起，待到阳光照射以避其寒，不要轻易扰动阳气。三个若字，一是不要妄事操劳，二是严守外泄，三是躲避寒气，以适应心肾之气相交合，故宜闭藏，去户外之寒，养其标阳，肤腠阳之所举，外不固密则里气亟起以外之应，故无泄皮肤之阳而急夺其气根，故标阳宜固以应冬气养藏之道。逆之则伤肾，肾气伤，奉生者少，至春不能养筋，筋失其养则为痿；生气下逆则为厥。

[按语]

大凡养生，均以调志为第一要务。春，以使志生；夏，使志无怒；秋，使志安宁；冬，使志若伏若匿。务必遵顺四时而适应寒暑和喜怒而安居，节阴阳而调刚柔，如是则避邪不至，不易衰老。总之，养生养长养收养藏，顺之皆谓深谙养生之道。

四、万物根本

【原文】《素问·生气通天论》

阳气者，若天与日，失其所，则折寿而不彰①。故天运当以日光明，是故阳因而上，卫外者也。凡阴阳之要，阳密乃固，两者不和，若春无秋，若冬无夏，因而和之，是为圣度②。故阳强不能密，阴气乃绝。阴平阳秘，精神乃治。阴阳离决，精气乃绝。

[词解]

①失其所，则折寿而不彰：阳气失去了应有的位次，就会折损寿命，生命的机能也会微弱。所，指位次而言。不彰，指生命不能彰著明显，即生命力微弱。又，不彰，出自汉·张衡《思玄赋》"恐渐冉而不成兮，留则蔽而不彰"。此处泛指寿命不长。

②圣度：出自宋·欧阳修《论选皇子疏》。此处指四季养生理论和古代圣贤养生的方法。

[语释]

人体阳气，好像天上的太阳，天的运行不息，是靠太阳的光明，如果人体的阳气失去应有的位置，就会使体力衰弱，甚至减短其寿命。阴阳的关键，在于阳气致密、阴气内守，如若只有春天没有秋天，或者只有冬天没有夏天，怎么能使之平和。只有维护阴阳协调配合，相互为用，才是圣人养生的理论法度。所以阳气太强，不能固密，阴气就会竭绝。阴气平和，阳气固密，人的精神自然焕发。如果阴阳分离，人的精气就会随之而决绝。

【原文】《素问·四气调神论》

夫四时阴阳者①，万物之根本也②，所以圣人春夏养阳，秋冬养阴，以从其根；故与万物沉浮于生长之门③。逆其根，则伐其本，坏其真矣。故阴阳四时者，万物之终始也，死生之本也。逆之则灾害生，从之则苛疾不起，是谓得道。道者，圣人行之，愚者佩④之。

[词解]

①四时阴阳：四时，指春、夏、秋、冬天四季。因春夏属阳，秋冬属阴，阴阳之气随四季变化而消长，故称四时阴阳。

②根本：根，如树枝有根。本，如树枝有干。

③沉浮于生长之门：沉浮，指随着生长收藏的规律而运动。生长之门，即生命活动的生长收藏的途径。又，阴阳出入为之门，犹言路径。

④佩：通倍，违逆之意。

[语释]

四时阴阳的变化，是万物生长的根本，所以圣人在春夏保养阳气以适应生长的需要，在秋冬保养阴气以适应收藏的需要，顺从这个生命发展的根本规律，就能与万物一样，在生长收藏的生命过程中运动发展。如果违逆了这个规律，就会戕伐生命力，破坏了正元之气。因此，阴阳四时是万物的终始，是盛衰存亡的根本，违逆了它，就会产生灾害，顺从了它，就不会发生重病，这样便可谓懂得了养生之道。对于养生之道，圣人能加以实行，愚人则时常有所违背。

[按语]

智者告知世人，按四季时序，重视春夏养阳，秋冬养阴，以适应万物生长之门。同时明确指出，治病和养生的目的只能是在矛盾中求得统一，这种对矛盾的统一是一切事物发展过程中，找到某阶段作为平衡的终点规律，也是"阴平阳秘，精神乃至"的真谛内涵。

同时，文中再一次总结和强调，四时阴阳的规律，是万物的终结和开始，为死与生的根本，违逆就会发生灾难，顺从就不会生疴重之疾患。

诊法篇

> **提要**
>
> 　　战国时期的名医扁鹊，根据民间流传的经验和多年的医疗实践，总结出诊断疾病的四种基本方法，即望、闻、问、切，总称"四诊"，古称"诊法"。它是建立在整体观念与动态的基础上，是中医传统文化的瑰宝。具体而言，凡诊疾病，须做到必察、必审、必问、必循。必察指望病人的精神、形态、五官、舌色、肤色、毛发、唾液、二便等；必审指闻呼吸、气息、臭味等；必问指问居住、职业、生活状态、人事环境等；必循指切脉象、按肤表、按胸腹、按手足等。由此获得的各种体征，要全面分析，循证追寻病因、病位，进而准确拟定理、法、方、药，尽量做到治病必求于本。

一、诊法总纲

【原文】《素问·阴阳应象大论》

善诊者，察色按脉，先别阴阳，审清浊，而知部分，视喘息①，听声音，而知所苦②，观权衡规矩，而知病所主③，按尺寸④，观浮沉滑涩，而知病所生。以治则无过，以诊则不失矣。

[词解]

①视喘息：指呼吸的气息和动态。

②听声音，而知所苦：通过听病人发出的声音了解病痛的所在。

③权衡规矩：权，秤锤。衡，秤杆。规，圆规。矩，曲尺。此处根据病人的一定的特征变化来权衡四时脉象正常与否，进而推测疾病发生在何脏何经。

④尺寸：尺，指尺肤而言。寸，指寸口而言。

[语释]

善于诊治的医者，首先观察色泽，按其脉象，首辨疾病的阴阳属性，审查颜色的明晦，知道病的部位。观察患者呼吸动静、长短，听声音的大小，可以了解痛苦所在。诊察四时脉象的变化，知道病在何脏何经。按尺肤寸口，了解脉象的浮沉滑涩，可以推测病从何而生。用这些综合诊疗的方法，不会出现差错，治疗也不会有所偏失。

【原文】《素问·五脏生成篇》

诊病之始①，五决为纪②，欲知其始，先建其母③，所谓五决者，五脉也。是以头痛癫疾，下虚上实，过④在足少阴、巨阳，甚则入肾。徇蒙招尤⑤，目冥耳聋，下实上虚，过在足少阳、厥阴，甚则入肝。腹满䐜胀，支鬲胠胁，下厥上冒，过在足太阴、阳明。咳嗽上气，厥在胸中，过在手阳明、太阴。心烦头痛，病在鬲中，过在手巨阳、少阴。

[词解]

①诊病之始：始，根本的意思。《国语》晋语记载"夫坚树在始"。韦昭注"始，本根也"。

②五决为纪：以五脏之脉为纲纪。王冰认为"谓以五脏之脉为决生死之纲纪也"。

③先建其母：建，确立的意思。母，指病因。即确定病因。

④过：指过失。

⑤徇蒙招尤：指目摇而视不明，身体摇动不定。

[语释]

诊病的根本，要以五决为纲纪。要了解疾病的根本关键，必先要确定疾病的原因。所谓五决，指五脏之脉，以此决断病的根本所在，比如头痛在颠顶部位的疾患，属下虚上实，病变在足少阴和足太阳经，病重者内传入肾。头昏眼花，身体摆动，目昏耳聋，属下实上虚，病变在足少阳和足厥阴经，病重内传入肝。腹满䐜胀，支撑胸膈胁肋，属于逆气上犯，病变在足太阴和足阳明经。咳嗽气喘，气机乱于胸中，病变在手阳明和手太阴经。心烦头痛，胸膈不适，病变在手太阳和手少阴经。

【原文】《灵枢·本神》

肝藏血，血舍魂，肝气虚则恐，实则怒。心藏脉，脉舍神，心气虚则悲，实则笑不休。脾藏营，营舍意，脾气虚则四肢不用，五脏不安，实则腹胀经溲不利。肺藏气，气舍魄，肺气虚则鼻塞不利少气，实则喘喝①，胸盈仰息②。肾藏精，精舍志，肾气虚则厥③，实则胀，五脏不安。必审五脏之病形，以知其气之虚实，谨而调之也。

[词解]

①喘喝：指气促声粗。

②胸盈仰息：胸盈，指胸部胀满。仰息，指仰面而喘。

③厥：厥，逆也，气逆、厥逆。在《黄帝内经》中论厥主要指病机的思想。此处指逆行上冲。

[语释]

　　肝藏血，魂附于血液，肝气虚，会产生恐惧的情绪，肝气盛，容易发怒。心藏神，神附于血脉中，心气虚，会产生悲伤的情绪，心气太盛，会笑而不止。脾藏营气，意念依附于营气，脾气虚，会使四肢运用不灵，五脏不能调和，脾气壅塞，会出现腹部胀满，月经及大小便不利。肺藏气，魄依附在元气之中，肺气虚，就会感到鼻塞，呼吸不便，气短，肺气壅实，就会大喘，胸满，甚则仰面而喘。肾藏精，人的意志依附于精气，肾气虚，就会手足厥冷，肾有实邪，就会出现腹胀，并连及五脏，不能安和。因此，治病必须审察五脏病的症状，借以了解元气的虚实，从而谨慎加以调治。

[按语]

　　《素问》《灵枢》详尽而具体地告诫今人，大凡诊病的要点，必先审阴阳，察脉色，辨五脏之虚实，以此作为切入点，进而深入探索病因、病位、病症，为之调理夯实基础。能掌握这些要旨，可谓是万病皆在指掌之中。

二、男女异同

【原文】《灵枢·五色》

　　有部分用阴和阳，用阳和阴①，当明部分，万举万当，能别左右②，是谓大道，男女异位③，故曰阴阳，审察泽夭，谓之良工。

[词解]

　　①用阴和阳，用阳和阴：张景岳认为"阳胜者阴必衰，当助其阴以和之；阴胜者阳必衰，当助其阳以和之"。

　　②能别左右：阴气右行，阳气左行。

　　③男女异位：左为阳，故男子右为从，而左为逆；右为阴，故女子右为逆，而左为从。

[语释]

在治疗时，用阴和阳或者用阳和阴，均要审明各部分表现的色泽，就会诊治得当。能辨别阳左阴右，说明了解阴阳运行的规律。男女病色的顺逆，其位置是不同的，所以必须了解阴阳的规律，再观察面色的润泽和晦滞，从而诊断疾病的轻重，才能算是好的医生。

（一）男子

【原文】《灵枢·五色》

男子色在于面王，为小腹痛，下为卵痛，其圆直为茎痛①，高为本，下为首，狐疝癀②阴之属也。

[词解]

①圆直：李念莪认为"圆直，指人中水沟穴也。人中有边圆而直者，故人中色见，主阴茎作痛"。

②癀：指阴囊肿大。

[语释]

男子病色出现在鼻准上方，主小腹痛，下引睾丸疼痛。若病色出现在人中沟上，就会发生阴茎作痛，在人中上半部，主茎根病痛，在人中下半部，主茎头作痛。均属于狐疝、阴囊肿大、阴病一类。

（二）女子

【原文】《灵枢·五色》

女子在于面王，为膀胱子处之病，散为痛，搏为聚，方圆左右，各如其色形。其随而下至胝为淫①，有润如膏状②，为暴食不洁。

[词解]

①淫：形声字，从水，淫声。本意表示浸淫、浸渍。此处作淫浊解。

②有润如膏状：指面色润如油脂所涂，这是饮食停滞，积有痰涎的征兆。

[语释]

女子病色在鼻准的上方，主膀胱与子宫的疾病；病色分散主痛，病色集结主积聚，积聚或方或圆，或左或右，分别代表病色在外。如色随下行至唇，就会有淫浊疾病。如面色光润如脂，那便是暴食，或吃了不洁的食物。

（三）跷分男女

【原文】《灵枢·脉度》

跷脉有阴阳，何脉当其数①？男子数其阳，女子数其阴②，当数者为经，不当数者为络也。

[词解]

①当其数：数，指全身脉长一十六丈二尺的总数，其中跷脉长七尺五寸，左右共合一丈五尺。

②男子数其阳，女子数其阴：男子以阳跷当其数，故阳跷为经，阴跷为络；女子以阴跷当其数，故阴跷为经，阳跷为络。

[语释]

跷脉有阴跷、阳跷之分，究竟哪个跷脉相当于以前所说的一丈五尺的数值？男子的数值，是指阳跷，女子的数值，是指阴跷，相当于脉度总数之内，称之为经，不包括在内的，称为络。

[按语]

凡医者诊治疾病必须重视三条：一是要善于察色按脉；二是诊脉必须

以五脏之脉为纲;三是男女异同。这样才能知其病痛的原因和根本,治疗上出现差错就比较少。特别是男女异同,在临床上往往被忽视,殊不知鼻准的病色变化与部位,上行下移,就往往反映病变的不同,况且还有奇经八脉之变。因此,识别这些特殊性是诊疗技术之一。

三、望诊

(一) 方位五色

【原文】《素问·金匮真言论》

东方青色,入通于肝,开窍于目,藏精于肝①,其病发惊骇。南方赤色,入通于心,开窍于耳,藏精于心,故②病在五脏。中央黄色,入通于脾,开窍于口,藏精于脾,故病在舌本③。西方白色,入通于肺,开窍于鼻,藏精于肺,故病在背。北方黑色,入通于肾,开窍于二阴,藏精于肾,故病在溪④。

[词解]

①藏精:指五脏之精气。这里所谓五脏藏精,就是藏精气而不泄也。

②故:《说文解字》故,使为之也。此处,故者承上启下之语,大凡心气病而及五脏之气也,又言天之气色通于藏,而为病亦在气也。

③舌本:指舌根。张隐庵认为"观唇舌好恶以知凶吉"。

④溪:肉之大会曰谷,肉之小会曰溪。张兆璜认为"溪者四支之八溪也。冬气伏藏,故溪为之病"。

[语释]

东方色青,与肝相通,开窍于目,复藏精于肝,病发惊骇。南方色赤,与心相通,开窍于耳,藏精于心,心为君主,神通五脏,故病在五脏。中央色黄，与脾相通，开窍于口，藏精于脾，脾脉连舌本，脾动则舌本强。西方色白，与肺相通，开窍于鼻，藏精于肺，肺主气，气盛有余，则肩背痛。北方色黑，与肾相通，开窍二阴，二阴藏精于肾，肾主骨，骨连溪，故病在溪。

[按语]

以五脏五色为中心，分别阐发五官与常见疾病的内在联系。

（二）五色荣枯

【原文】《素问·五脏生成篇》

生于肝，青如翠羽①者生。生于心，赤如鸡冠者生。生于脾，黄如蟹腹者②生。生于肺，白如豕膏③者生。生于肾者，黑如乌羽④者生。肝色见青如草兹⑤者死。心色见赤如衃血⑥者死。脾色见黄如枳实⑦者死。肺色见白如枯骨者死；肾色见黑如炲色⑧者死。

[词解]

①青如翠羽：翠，鸟名，即翡翠鸟，其羽色青而明润。

②黄如蟹腹：蟹腹，指蟹黄，其色鲜黄嫩泽。

③白如豕膏：豕膏，指猪的脂肪，其色白而明润。

④黑如乌羽：乌羽，指乌鸦的羽毛，其色黑而光润。

⑤草兹：兹，蓐席也。草兹，死草之色。

⑥衃：衃者，败恶凝聚之血。

⑦枳实：黄而带青色也。

⑧炲：烟尘也，黑而带黄。

[语释]

肝色如翠羽之明润者生。心色如鸡冠之艳者生。脾色如蟹腹之明亮者生。肺色如猪脂之白润者生。肾色如乌鸟羽毛光亮者生。反之，肝色如死草者死。心色败恶凝固之血者死。脾色如黄而青者死。肺色白枯如骨者死。肾色黑如烟尘者死。

［按语］

五脏气血的盛衰，主要集中表现在五色。大凡光润华彩者生；反之则为凶候。

（三）味伤色变

【原文】《素问·五脏生成篇》

多食酸，则肉胝䐙①而唇揭②。多食苦，则皮槁而毛拔③。多食甘，则骨痛而发落。多食辛，则筋急而爪枯。多食咸，则脉凝泣而色变④。此五味之所伤也。

［词解］

①胝䐙：胝，皮肉粗厚。䐙，皱缩。此指皮肉坚厚皱缩。

②唇揭：揭，指掀起。此指口唇掀起之兆。

③毛拔：指毫毛脱落。

④凝泣：指凝塞不通。

［语释］

多食酸，木味太过而伤脾，故皮肉坚厚皱缩而口唇掀揭。多食苦，火味太过而伤肺，故皮枯槁而毛落。多食甘，土味太过而伤肾，故骨痛而头发脱落。多食咸，水味太过而伤心，故脉凝涩不畅而色变。这是偏食五味所造成的损害。

［按语］

五味入胃，化生于肠胃，以营养五脏之气色。若太过，既伤内脏，又反应在外的诸多征兆。

（四）五色五脏

【原文】《素问·举痛论》

五脏六腑，固尽有部①，视其五色，黄赤为热，白为寒，青黑为痛②，此所谓视而可见者也。

[词解]

①五脏六腑，固尽有部：指五脏六腑在面部有一定的分属。马莳认为"五脏六腑，虽在于内，而面上分布，皆尽有之"。

②黄赤为热，白为寒，青黑为痛：黄赤色者，火动于经，故为热；白色者，阳气衰微，血不上荣，故为寒；青黑色者，血凝气滞，故为痛。

[语释]

五脏六腑在面部所属的部位，可以从颜色的变化而知道疾病的所在，如黄色赤色主热，白色主寒，青色黑色主痛，这些均可通过望诊而了解。

（五）形骸视病

【原文】《素问·经脉别论》

凡人之惊恐恚劳①动静，皆为变也。是以夜行，则喘出于肾，淫气②病肺。有所堕恐，喘出于肝，淫气害脾。有所惊恐，喘出于肺，淫气伤心。度水③跌仆，喘出于肾与骨，当是之时，勇者气行则已，怯者则着而为病也。诊病之道，观人勇怯，骨肉皮肤，能知其情，以为诊法也。饮食饱甚，汗出于胃。惊而夺精，汗出于心④。持重远行，汗出于肾。疾走恐惧，汗出于肝。摇体劳苦，汗出于脾。故春夏秋冬四时，阴阳，生病，起于过用，此为常也。

[词解]

①恚劳：指忿怒和劳累。

②淫气：淫，过度，不正常。古人谓病之余气也。

③度水：度，通渡。指涉水。

④惊而夺精，汗出于心：血为心之精，汗为血之液，惊伤心气，汗出于心，故曰夺精。

[语释]

人在惊恐、忿怒、劳累、安静的环境下，经脉血气都会受到影响而发生明显的变化。比如夜间远行劳累，扰动肾气不能闭藏而外泄，故气喘出于肾，偏胜之气侵犯肺脏。若坠落而受惊吓，扰动肝气，喘出于肝，偏胜之气就会侵犯脾脏。或者惊恐，惊则神气乱，扰动肺气，喘出于肺，偏胜之气侵犯心脏。涉水而跌仆，伤骨，肾主骨，水湿之气通于肾，使肾气和骨气受到扰动，喘出于肾和骨，在这种情况下，身体强盛的人，气血畅行不会出现病变；怯弱的人，气血留滞，就会发生病变。所以说诊病时一定要观察病人的勇怯及骨骼、肌肉、皮肤的变化，以作为诊病的方法。若饮食过饱，则食气蒸发而汗出于胃。惊则神气浮越，心气伤而汗出于心。负重远行则骨劳气越，肾气伤而汗出于肾。疾走而恐惧，疾走伤筋，恐惧伤魂，则肝气受伤而汗出于肝。劳力过度，由于脾主肌肉四肢，脾气受伤而汗出于脾。春、夏、秋、冬四季，阴阳的变化都有其常度，人在这些变化中发生疾病，是对身体的劳用过度所致，这是再寻常不过的道理。

[按语]

在望诊中，既要重视面部色诊，又要善于观察个体的勇怯气度，从而判断病在何脏腑。与此同时，从汗出的部位，也能窥测病变在何脏腑。

（六）毛须长短

1. 男子毛须

【原文】《灵枢·阴阳二十五人》

足少阳之上，气血盛则通髯美长①，血多气少则通髯美短，血少气多则少髯；血气皆少则无须。感于寒湿则善痹，骨痛，爪枯也。

足少阳之下，血气盛则胫毛美长②，外踝肥；血多气少则胫毛美短，外踝皮坚而厚；血少气多则胫毛少，外踝皮薄而软；血气皆少则无毛，外踝瘦无肉。

[词解]

①通髯：马莳认为"所谓通髯者，乃连鬓而生也"。

②血气盛则胫毛美长：足少阳之脉行于下体，出膝外廉，下外辅骨外踝之前，故其形见者，皆在足之外侧。

[语释]

足少阳经形体特征在上部，气血充足则两颊连鬓之髯美且长；血多气少，则两颊连鬓之美髯而短；血少气多则髯显少；气血都少则无髯。感受寒湿，会发生痹痛，骨痛，爪甲干枯等症。

足少阳经形体特征在下部，如血气充盛，则小腿毫毛美而长，足外踝肥大；血多气少则小腿毫毛美而短，足外踝皮坚而厚；血少气多则小腿毫毛较少，足外踝皮薄而软；血气都少则小腿无毛，足外踝瘦薄而无肌肉。

【原文】《灵枢·阴阳五十二人》

足太阳之上，血气盛则美眉①，眉有毫毛②；血多气少则恶眉③。

[词解]

①血气盛则美眉：足太阳膀胱经起于目内眦，故其气血之盛衰皆形见

于眉。

②毫毛：张志聪认为"毫毛者，眉中之长毛，因气血盛而生长"。

③恶眉：指眉毛不润泽。

[语释]

足太阳经的形体特征在上部，气血盛，则双眉美好，眉中夹有长毛；血多气少，则眉毛枯不润泽。

【原文】《灵枢·阴阳五十二人》

手阳明之上，血气盛则髭①美；血少气多则髭恶；血气皆少则无髭。手阳明之下，血气盛则腋下毛美。

[词解]

①髭：指嘴上边的胡子。

[语释]

手阳明经形体特征在上部，气血盛，则嘴上边的胡子就好；血少气多，则嘴上边的胡子不好；气血都少，则嘴上边没有胡子。手阳明经形体特征在下部，气血盛，则腋毛生长就好。

【原文】《灵枢·阴阳五十二人》

足阳明之上，血气盛则髯美长；血少气多则髯短；血多气少则髯少；血气皆少则无髯。足阳明之下，血气盛则下毛美长至胸；血多气少则下毛美短至脐；血气皆少则无毛，有则稀枯悴。

[语释]

足阳明经形体特征在上部，如果血气充盛，则须美而长，血少气多则须短；血多气少则虽有须而稀少；气血皆少则两颊无须。足阳明经形体特征在下部，血气盛则阴毛美而长，甚至胸部生毛；血多气少，则阴毛美而短，仅至脐部；血气皆少则无阴毛，有也稀少、焦枯。

【原文】《灵枢·五音五味》

宦者去其宗筋①，伤其冲脉，血泻不复，皮肤内结，唇口不荣，故须不生。

天宦者，未尝被伤，不脱于血，然其须不生，其故何也？此天之所不足也，其冲任不盛，宗筋不成②，有气无血，唇口不荣，故须不生。

[词解]

①宗筋：指睾丸。

②成：指全、备。

[语释]

宦官割掉睾丸后，损伤了冲脉，血被泻后不能恢复正常，气郁结在皮肤，唇口得不到气血的荣养，所以不生胡须。又有一种天宦的人，未被阉割，也不生胡须是什么缘故呢？这是先天性的发育不足，冲任二脉不充盛，宗筋亦不完备，有气无血，不能上以荣养口唇，所以不生胡须。

2.妇女无须

【原文】《灵枢·五音五味》

妇人无须者，无血气乎？冲脉、任脉，皆起于胞中①，上循背脊②里，为经脉之海③。其浮而外者，循腹右上行，会于咽喉，别而络唇口④。血气盛则充肤热肉，血独盛则澹渗⑤皮肤，生毫毛。今妇人之生，有余于气，不足于血，以其数⑥脱血也，冲任之脉，不荣口唇，故须不生焉。

[词解]

①胞中：指子宫也。

②脊：指脊椎骨。

③经脉之海：杨上善说："十二经脉，奇经八脉，十五络脉，皮部诸络，皆以任冲二脉血气为大，故为海"。

④别而络唇口：冲任二脉从胞宫出，分为二道：一道后行，夹脊里而上；一道前行，浮外循腹，上络唇口。

⑤澹渗：指血液缓慢渗渍于皮肤。

⑥数：指屡次。

[语释]

妇人无胡须，是气血不足吗？冲任二脉从胞中起始，向上循于脊椎内，是经脉之海，浮行于体表的，沿腹分别上行，会于咽喉，别行缠绕唇口。气盛，就皮肤热，血独盛，则渗渍皮肤，生长毫毛。因妇人生理的缘故，月月要排出经血，冲任二脉不能荣养口唇，故不长胡须。

[按语]

沈金鳌说："毛发者，所以为一身之仪表"。这种仪表，通常能够检验气血盛衰与经络的密切关系。具体而言，毛须的荣枯与有无，通常与太阳经、少阳经、阳明经以及冲、任二脉气血的多少有着直接的内在联系。因此，对毛发荣枯的观察，应当以此作为切入点。这是诊疗疾病的方法之一。

（七）邪伤五脏

【原文】《灵枢·邪气脏腑病形》

愁忧恐惧则伤心。形寒饮冷则伤肺，以其两寒相感，中外皆伤①，故气逆而上行。有所堕坠，恶血留内；若有所大怒，气上而不下，积于胁下，则伤肝。有所击仆，若醉入房，汗出当风，则伤脾。有所用力举重，若入房过度，汗出浴水，则伤肾。阴阳俱感②，邪乃得往。

[词解]

①中外皆伤：中，指肺。外，指皮毛形体。皆伤，均受到伤害。喻昌认为"肺气外达皮毛，内行水道，形寒则外寒从皮毛而入；饮冷则水冷从肺中上溢，遏抑肺气，不令外阳下达，其治节不行，周身之气，无所禀仰，而肺病矣"。所以说外伤形，内伤饮。

②阴阳俱感：指脏器内伤，再感外邪。

[语释]

心藏神，愁忧恐惧伤神，再感外邪则伤心。肺主皮毛，外感风寒，又饮冷水，两寒相迫伤肺，肺气失于肃降则上逆。肝经行于胁下，若跌仆坠落，瘀血积留于内，加上大怒的刺激，肝气上逆，则伤肝。脾主肌肉司运化，击仆或醉后入房，汗出当风伤脾。若用力举重，加之房事过度，或汗出沐浴，骨伤精亏伤肾。一般情况下，脏气先伤于内再感外邪，邪气才能乘虚而入侵犯五脏。

[按语]

在通常的情况下，五脏亏损于内，加上邪气乘虚而入，就会造成许多疾病的发生。正如经云"邪之所凑，其气必虚"。

（八）五官测病

【原文】《灵枢·五色》

五官之辨奈何？明堂高骨以起，平以直，五脏次于中央，六腑挟其两侧①，首面上于阙庭，王宫在于下极②，五脏安于胸中，真色③以致④，病色不见，明堂润泽以清，五官恶得不辨乎？其不辨者⑤，可得闻乎？五色之见也，各出其色部⑥。部骨陷者，必不免于病矣。其色部乘袭⑦者，虽病甚，不死矣。官五色⑧奈何？青黑为痛⑨，黄赤为热，白为寒⑩，是谓五官。

[词解]

①五脏次于中央，六腑挟其两侧：次，居也。挟，附也。张景岳认为"肺心肝脾之候，皆在鼻中；六腑之候，皆在四旁，故一曰次于中央，一曰挟于两侧"。

②下极：下极居两目之中，心之部也。心为君主，故曰王宫。

③真色：指相应部位出现的正常色泽。

④致：至也。

⑤其不辨者：犹云"若辨者"。

⑥各出其部：如肝病，则耳青色之类。

⑦其色部乘袭：指子色见于母位。如脾之黄色显见于心之下极的部位。

⑧官五色：官，主也。官五色，就是指五色所主。

⑨青黑为痛：青黑为风寒之色，故主痛。

⑩白为寒：指阳虚阴盛，寒从内生，出现青苍白色，是阳虚阴盛，临证需与脱血、亡津液等出现的白色鉴别。

[语释]

怎样辨别五官各部的病色？鼻骨高而隆起，正而且直，五脏部位，依次排列在鼻的中央，六腑挟附它的两旁，在上极的阙中和天庭，主头面；在两目之间的下极，主心之王宫。当胸中五脏安和，相应部位就会出现正常色泽，看不到病色，鼻部的色泽显得清润。五官病色怎么辨别出来？五脏病色，分别显现在它的相应部位，该部出现不正气色，有深陷入骨的象征，必然免不了患病。如它的部位色，有彼此相生的征兆，病情虽然严重，也不会死亡。五色所主的是什么呢？青黑主痛，黄赤主热，白主虚寒。

（九）五脏阅面

【原文】《灵枢·师传》

五脏之气，阅于面者，余已知之矣，以肢节而阅之，奈何？五脏六腑者，肺为之盖，巨肩陷咽，候见其外。五脏六腑，心为之主，缺盆为之道，骺骨有余①，以候𩩲骬②。肝者主为将，使之候外，欲知坚固，视目小大③。脾者主为卫，使之迎粮④，视唇舌好恶，以知吉凶。肾者主为外，使之远听，视耳好恶，以知其性。

[词解]

①骺骨：指肩端骨。

②以候𩩲骬：指缺盆骨。

③视目小大：指观察眼之明暗。

④使之迎粮：迎粮，指脾受粮以后，有运化水谷精微之功能。

[语释]

五脏的精气，可从面部去观察，我已经知道了。从肢节怎么去观察内脏的情况？五脏六腑，肺的部位最高，如伞盖一样，肩的高低和咽喉的凹陷情况，就能测之肺脏怎么样。五脏六腑，心是主宰，以缺盆部位作为通路，肩胛两端距离较大，借以估测缺盆骨的部位，从而了解心脏。肝在人体具有抵御外邪、护卫机体的能力，就像智勇双全的将军保卫国家一样。脾主捍卫全身，用它能接收谷物的精微，输送到人体各部。观察唇舌的爱憎，可知脾病的凶吉。肾主水液，用它能够远听，观察耳力聪否，可以了解肾脏的强弱。

（十）六腑面形

【原文】《灵枢·师传》

六腑者，胃为之海①，广骸、大颈、张胸，五谷乃容；鼻隧以长，以候大肠；唇厚、人中长，以候小肠；目下果大，其胆乃横②；鼻孔在外，膀胱漏泄；鼻柱中央起③，三焦乃约④。此所以候六腑者也。上下三等⑤，脏安且良矣。

[词解]

①胃为之海：指借海比喻胃能容纳食物。

②横：恣横。

③鼻柱中央起：指鼻部平塌。

④约：好。

⑤上下三等：指上下相称。

[语释]

观察六腑，胃像海一样，若颊肉丰满，颈围粗壮，胸部舒张，就知道胃的容纳谷物功能比较好。鼻道若长，可测大肠。唇厚，人中长，可测小肠。下眼泡大可测胆功能是不正常的。鼻孔掀露，可知膀胱易于漏泄。鼻柱中央起，三焦正常。这是估测六腑的方法。总之肢体面部能够上下相称，象征着内脏安和而且功能良好。

[按语]

古人谓：审察泽夭，谓之良工。在临床中对于面部色泽与肢体形态的变化，特别是荣与枯、晦与明以辨别脏腑及病的浅深与安危，是有其科学内涵的。

四、闻诊

【原文】《素问·脉要精微论》

五脏者，中之守也①，中盛藏满，气胜伤恐②者，声如从室中言，是中气之湿也③。言而微，终日乃复言者，此夺气也。衣被不敛，言语善恶，不避亲疏者，此神明之乱也。仓廪不藏者，是门户不要也。水泉不止者，是膀胱不藏也。得守者生，失守者死。夫五脏者，身之强也。

[词解]

①中之守也：中，里也。脏属阴，故曰中。守，职守。五神安守之所是矣。

②气胜伤恐：指肺脏充实，气胜息变，善伤于恐。

③中气之湿：中气得湿，上冲胸嗌，故使声重如室中言。

[语释]

五脏藏精在内，故为中之守。如邪盛于中，脏气壅满，气胜而喘，善伤于恐，讲话声音重浊不清，如在室中说话，这是中气失权而有湿邪所致。声音低微而气不接续，言语不能相继，这是正气被劫夺所致。衣服不知敛盖，言语不知善恶，行为不避亲疏，这是神明错乱的现象。脾胃不能藏纳水谷精气而泄利不禁，是中气失守，肛门不能约束的缘故。小便不禁，是膀胱不能闭藏的缘故。若五脏功能正常，得以职守则生；若五脏精气不能固藏，失其职守则死。五脏精气充足，为身体强健之本。

【原文】《素问·阳明脉解论》

足阳明之脉病，恶①人与火，闻木音则惕然而惊，钟鼓不为动，闻木音而惊何也？阳明者胃脉也，胃者土也，故闻木音而惊者，土恶木也。其恶火何也？阳明主肉，其脉血气盛，邪客之则热，热甚则恶火。其恶人何也？阳明厥则喘而惋②，惋则恶人。或喘而死者，或喘而生者何也？厥逆连脏则死,连经则生。病甚则弃衣而走,登高而歌,或至不食数日,逾垣③上屋,所上之处,皆非其素④所能也,病反能者何也?四肢者诸阳之本也,阳盛则四肢实,实则能登高也。其弃衣而走者何也?热盛于身,故弃衣而走也。其妄言骂詈,不避亲疏而歌者何也?阳盛则使人妄言骂詈⑤,不避亲疏而不欲食,不欲食故妄走也。

[词解]

①恶:厌恶的意思。

②惋:烦闷。指心中郁闷而不舒畅。

③逾垣:逾,越也。垣,墙也。指越墙而过。

④素:向来,往常的意思。

⑤骂詈:《韵会》记载"正斥曰骂,旁及为詈。"指骂人的意思。

[语释]

足阳明经脉发生的病变,则厌恶人与火光,听到木器的响动声音则恐惧,但听到钟鼓声反而平静。为什么听到木声就惊惧呢?这是因为胃在五行中属土,听到木声而惊恐是因为土恶木克。为什么恶火呢?因为足阳明主肌肉。其经脉多气多血,气血均盛外邪侵袭而不去则发热,热盛而恶火。为什么恶人呢?阳明脉厥逆则气喘促而烦闷,烦闷则厌恶见人。有的阳明厥逆,气喘而死,有的虽然厥逆,喘促而不死,这是为什么呢?厥逆连脏则病深重,脏伤神去则死;厥逆连经脉,则病轻浅,故可生。在病情严重时,则会出现扔掉衣服乱跑,登高歌唱,或几天不吃食,越墙上房。能上去平常所不能去的地方,而病后却能做到,这是什么原因呢?这是因为四肢是阳气的根本,阳气盛则四肢阳气充足,故能登高。病人扔掉衣服乱跑,由于病人感到身上过热,所以才去掉衣服乱跑。病人胡言乱语骂人,不避亲疏,又歌又唱,是什么原因呢?阳气亢盛,使其神志失常胡言乱语,骂人不避亲疏,也不知道吃饭,所以到处乱跑。

[按语]

五脏藏神，视为中守，若有邪气侵犯，如湿邪犯脾则有声音重浊不清；若正气被夺，则语言低微不能连续；若精神错乱，则不知羞耻，语言不知好坏乱说。又，阳盛气血充足，容易导致闻木声而惊恐，听钟声则会平静，又因足阳明多气多血，热盛则恶火，严重时还会出现精神错乱的现象。

五、问诊

（一）按循医事

【原文】《素问·疏五过论》

圣人之术，为万民式，论裁志意①，必有法则，循经守数，按循医事，为万民副，故事有五过②四德③，汝知之乎？凡未诊病者，必问尝贵后贱，虽不中邪，病从内生，名曰脱营④。尝富后贫，名曰失精。五气留连，病有所并。医工诊之，不在脏腑，不变躯形，诊之而疑，不知病名。身体日减，气虚无精，病深无气，洒洒然时惊，病深者，以其外耗于卫，内夺于荣，良工所失，不知病情。

[词解]

①裁：度也。

②五过：一是富贵贫贱；二是饮食居处；三是暴喜暴怒；四是服法不精，五是男女不同的生理特点。

③四德：指天道、脏象、人事、脉象。

④脱营：营者阴气也，心志不舒则血无以生，脉日以竭，故为脱营。

[语释]

圣人之术，循经守数，事有五过四德，医工不可不知。大凡未诊病者，当知其贵贱贫富。必问尝贵后贱,志意内伤,虽不中邪,病从内生,名曰脱营。尝富后贫,则肥甘不足,名曰失精。五脏之气,本于阴精。今失精,则五脏之气,留连不及。五气留连,则病有所并。医工诊之,但诊不问。故不察脏腑,不通躯形,诊之而疑,不知病名。尝富后贫,名曰失精者,至此,则身体日减,而气虚无精矣。五气留连,病有所并者,至此,则病深无气,气虚无精矣。病深无气,但洒洒然而时惊矣。病从内生,不得其治,则病深,病深者,外耗于卫,内夺于荣,名曰脱营。至此,工失其诊,有如是之病也。

【原文】《素问·疏五过论》

凡欲诊病者,必问饮食①居处②,暴乐暴苦,始乐后苦,皆伤精气,精气竭绝,形体毁沮③,暴怒伤阴,暴喜伤阳,厥气上行,满脉去形,愚医治之,不知补泻,不知病情,精华日脱,邪气乃并。

[词解]

①饮食:指膏粱藜藿之殊。

②居处:指寒温燥湿之意。

③沮:指败坏。

[语释]

大凡诊病者,必问人之饮食居处,或暴喜暴苦,或先喜后苦,皆内伤精气,精气竭绝,则形体伤坏,人卒暴而怒则伤阴;卒暴而喜则伤阳。真气伤厥气上行,满于经脉则神绝而形去。愚医治之,不知补泻,不知病情,导致精华日脱,与邪气乃病。

【原文】《素问·疏五过论》

必问贵贱,封君败伤,及欲侯王。故贵脱势①,虽不中邪,精神内伤,身必败亡。始富后贫，虽不伤邪，皮焦筋屈，痿躄为挛。医不能严②，不能动神③，外为柔弱，乱至失常，病不能移④，则医事不行。

[词解]

①故：犹昔。

②严：穷究也。

③动神：谓逆动其神。

④移：移精变气。

[语释]

诊病时需注意三种情况，即必问其社会地位的贵贱、是否曾有过学爵失势之事，以及是否有欲作侯王的妄想。因为原来的地位高贵，失去以后，其情志必抑郁不生，这种人虽不中邪，但由于精神已经内伤，身体必然败亡。先富后贫的人，必问其贵贱，始封君而既败伤，是先贵后贱也。及欲侯王，是贵而益求其贵，失其甘肥，虽不伤邪，其身有病，必至皮焦筋屈，痿躄为挛。医者必须严厉整饬，移易其病，内不能鼓动其神明，外为柔弱而不振，祸乱已至。失其常度，医工诊治，病不能移，则医事不行。

【原文】《素问·疏五过论》

凡诊者，必知终始，有知余绪，切脉问名，当合男女，离绝菀结①，忧恐喜怒，五脏空虚，血气离守，工不能知，何术之语。尝富大伤，斩筋绝脉，身体复行，令泽不息②。故伤败结，留薄归阳，脓积寒炅③。粗工治之，亟刺阴阳，身体解散，四肢转筋，死日有期，医不能明，不问所发，惟言死日，亦为粗工。

[词解]

①菀：同郁。

②泽：指精液。

③炅：指日光、明亮、热的含义。

[语释]

医者，不知始终，不问所发，凡诊脉必须知道脉之始终，然后切脉审问其病名当何？男女并论之。男女者阴阳邪气也，阴阳邪气之离绝，或阴阳邪气郁结以及忧恐喜怒而五脏空虚，已致气血离守。医者不知，则不能切脉问名，又何术之足语。如人尝富，一旦失之，则大伤其神魂，是以肝主之筋，心主之脉，有若斩绝也。脾脏未伤，故身体复行，肺肾无病，故令泽不息；泽不息者，水气上通于天而运行不息也。斩筋绝脉，则阴血故伤而散结。始伤阴血，后伤阳气，则留薄归阳。阴阳气血皆伤，则脓积而寒热并陈。粗工治之，只知刺其阴阳，始之身体复行者，至此，则身体解散，故之令泽不息者，则会导致四肢转筋，而津液不布。病至如此，则死日有期，医不能明，不问经脉之所发，而惟言死日之病，亦为粗工。

[按语]

《素问》在陈述医者治病时，指出许多应该注意的事项，归纳有四大类：一是不明阴阳逆从之理；二是贫富贵贱之居，土之厚薄，形之寒温，饮食宜否，人之勇怯；三是若饮食失节，起居过度或伤于毒，仅凭诊脉是不完整的；四是男女生理的不同。因此，告诫世人应循经受业，皆言十全，若精神不专，志意不理，内外相失就会贻误诊病的最佳时机，当为惩戒之。诚如古人所说："师传者道，自能者术，汝等自勉之。"

（二）五脏之梦

【原文】《素问·方盛衰论》

肝气虚，则梦见菌香生草①，得其时，则梦伏树下不敢起。心气虚，则梦救火阳物，得其时，则梦燔灼②。脾气虚，则梦饮食不足，得其食，则梦筑垣盖屋。肺气虚，则使人梦见白物，见人斩血籍籍，得其时则梦见兵战。肾气虚，则使人梦见舟船溺人，得其时，则梦伏水中，若有畏恐。此五脏气虚，阳气有余，阴气不足，合之五诊③，调之阴阳，以在经脉。

[词解]

①菌香生草：菌，是一种没有茎与叶不含叶绿素，以寄生或腐烂方式摄取营养，香生草木之类也。肝合草木，故梦见之。

②燔灼：心合火，均梦之阳扬亦火之类。此处指烧烤。

③五诊：指望、闻、问、切、感诊。

[语释]

肝气虚，梦见菌香生草，伏树下而不敢起，是肝气将伸矣。心气虚梦烧烤，心气将伸矣。脾气虚，梦饮食不足，筑垣盖屋，脾气将伸矣。肺气虚，梦见白物，斩血籍籍，则肺气将伸矣。肾气虚，舟船溺人，伏水中有畏恐感，肾气将伸矣。此皆五脏气虚而形诸梦，这是阳气有余，阴气不足，可以合之五诊，调之阴阳，以察周身之筋脉。

（三）问梦知病

【原文】《灵枢·淫邪发梦》

阴气盛，则梦涉大水而恐惧，阳气盛，则梦大火燔焫①，阴阳俱盛，则梦相杀②。上盛则梦飞③，下盛则梦堕④，甚饥则梦取，甚饱则梦予。肝气盛则梦怒⑤；肺气盛则梦恐惧、哭泣、飞扬⑥；心气盛；则梦善笑恐畏；脾气盛则梦歌乐、身体重不举；肾气盛，则梦腰脊两解不属。

[词解]

①燔焫：指大火焚烧的光亮。

②相杀：指挺刃交击。

③上盛则梦飞：阳盛者，亲乎上。

④下盛则梦坠：阴盛者，亲乎下。

⑤肝气盛则梦怒：肝之志为怒，故肝气盛则梦怒。

⑥肺气盛则梦哭：肺之志为悲，故肺气盛则梦悲而哭。

[语释]

阴气盛的，就会梦见渡大水而恐惧；阳气盛的，就会梦见大火烧灼的光亮；阴阳俱盛的，梦见互相残杀毁伤；上部盛的，就会梦到向上飞腾；下部盛的，就会梦到向下堕；饥饿就会向别人索取食物，食之过饱就会梦到送食物给人；肝气盛的，梦到发怒气；肺气盛的，就会梦到悲哀啼哭；心气盛的，就会梦到多笑；脾气盛的，就会梦到歌乐或身体沉，手足不能举动；肾气盛的，就会梦到腰和脊背分离不相连续。

[按语]

从梦推测疾病的所在，主要与阴阳盛衰，以及脏腑的病变有关，这种方法对于临床有一定的指导价值。

（四）邪客知梦

【原文】《灵枢·淫邪发梦》

邪客于心，则梦见丘山烟火。客于肺，则梦飞扬，见金铁之奇物。客于肝，则梦山林树木。客于脾，则梦见丘陵大泽，坏屋风雨。客于肾，则梦临渊，没居水中。客于膀胱，则梦游行①。客于胃，则梦饮食。客于大肠，则梦田野。客于小肠，则梦聚邑②冲衢。客于胆，则梦斗讼自刳③。客于阴器，则梦接内。客于项，则梦斩首。客于胫，则梦行走不能向前，及居深地窌④苑中。客于股肱，则梦礼节拜起。客于胞䐈（音zhi）⑤，则梦溲便。

[词解]

①客于膀胱，则梦游行：马莳认为"膀胱经，遍行头项背腰胻足也"。

②聚邑：聚会的意思。

③刳：从中间剖开，再挖空。

④窌：指深空之处。

⑤胂：《广韵》指肥肠也。

[语释]

邪客于心，梦见丘山烟火；邪客于肺，梦飞扬，并且见到金铁制成的奇物；邪客于肝，梦见山林树木；邪客于脾，梦见丘陵大泽，风雨毁坏房屋；邪客于肾，梦见面临深渊，投入水中；邪客于膀胱，梦到游行；邪客于胃，梦见饮食；邪客于大肠，梦见田野；邪客于小肠，梦见聚会街内或要塞；邪客于胆，梦见与人争讼；邪客于生殖器，梦见性交；邪客于项，梦见斩首；邪客于足胫，梦见行走不能前进，又住在深空之处；邪客于股，梦见礼节拜跪；邪客于膀胱或直肠，梦在小便或大便。

[按语]

本条文是前文的补充与具体化，在某种意义上讲，既有客观的一面，又有某些推测的成分，只能作为参考。

六、切诊

（一）脉之来源

【原文】《素问·经脉别论》

食气入胃，散精于肝，淫气①于筋。食气入胃，浊气②归心，淫精于脉。脉气流经，经气归于肺，肺朝百脉，输精于皮毛。毛脉合精，行气于府③。

府精神明,留于四脏④,气归于权衡⑤。权衡以平,气口成寸,以决死生。饮入于胃,游溢精气⑥,上输于脾,脾气散精,上归于肺,通调水道,下输膀胱。水精四布,五经并行,合于四时五脏阴阳,揆度以为常也。

[词解]

①淫气:此处作浸淫滋养解释。

②浊气:指食物化生的精微之气。

③毛脉合精,行气于府:指皮毛和经脉中的精气会合后,又还流而归于脉中。对府的解释,诸家意见不一,大致有三种情况,一是指气海,两乳间名曰膻中;二是指六腑;三是指脉而言,言血之多少皆聚见于经脉之中。

④府精神明,留于四脏:血府中的精微之气,经过阴阳互相作用而不断变化,在心的统领之下,而流入肺、脾、肝、肾四脏。神明,指变化莫测。留通流。

⑤权衡:指平衡均等的意思。

⑥游溢精气:指精气之浮游布散而言。

[语释]

五谷入胃,其部分化生精微之气,精微之气输散到肝脏,再由肝将精微之气滋养于筋。五谷入胃,其化生的精微之气,注入心,再由心将此精气滋养于血脉。血气脉流行在经脉中,而到达于肺,肺又将气血输送到全身百脉之中,最后把精气送到皮毛。皮毛和经脉的精气汇合后,又反流于脉,脉中的精微之气,通过变化,周流于四脏,这些正常的生理活动,均取决于气血阴阳的平衡,气血阴阳的平衡则表现在气口的脉搏上。因此,气口的脉搏,可以判断疾病的生死。水液入胃以后,流溢布散其精气,上行输送入脾,经脾对精微的布散转输,上归于肺。肺主清肃而司治节,肺气运行,通调水道,下输于膀胱,如此则水精四布,外而散布于皮毛,内而灌输于五脏经脉,并能合于四时寒暑的变易和五脏阴阳的变化,揆测其变化规律。这就是经脉的正常生理现象。

[按语]

脉搏的生成,来源于五谷的精微之气,经过心脏的转化而成血液,既滋养于四脏,又流于脉中,故而从脉搏的变化即能诊断疾病的生死。

(二)诊脉部位

【原文】《素问·三部九候》

人有三部,部有三候,以决死生,以处百病,以调虚实,而除邪疾。有下部,有中部,有上部,部各有三候。三候者,有天有地有人也①。上部天,两额之动脉②;上部地,两颊之动脉③;上部人,耳前之动脉④。中部天,手太阴也⑤;中部地,手阳明也⑥;中部人,手少阴也⑦。下部天,足厥阴也⑧;下部地,足少阴也⑨;下部人,足太阴也⑩。故下部之天以候肝,地以候肾,人以候脾胃之气。三部者,各有天,各有地,各有人。三而成天,三而成地,三而成人。三而三之,合则为九,九分九野⑪,九野为九脏,故神脏五⑫,形脏四,合为九脏。五脏已败,其色必夭,夭必死矣。

[词解]

①有天有地有人:吴昆认为"一奇也,阳也,故应天;二者偶也,阴也,故应地;三参也,和也,故应人"。每一候中有上中下三部,以天地人比之。

②两额之动脉:相当于颔厌、头维二穴之处。

③两颊之动脉:近于巨髎之处。

④耳前之动脉:指耳前穴位。

⑤手太阴:指掌后寸口动脉,经渠穴处,为肺经脉气所过之处。

⑥手阳明：指手拇指、次指岐骨间动脉合谷穴处，为大肠经脉所过之处。

⑦手少阴：掌后锐骨下动脉神门穴处，为心经脉气所过之处。

⑧足厥阴：大腿内侧上端五里穴处，为肝经脉气所行之处，在女子亦可取太冲穴。

⑨足少阴：内踝后踝踝骨旁动脉太溪穴处，为肾精脉气所过之处。

⑩足太阴：大腿内侧前上方箕门穴处，为脾经脉气所过之处。

⑪九野：张隐庵认为"九野言身形之应，左足应立春，左胁应春分，左手应立夏，膺喉头手应夏至，右手应立秋，右胁秋分，右足应立冬，腰尻下窍应冬至，六腑膈下三脏应中州。"

⑫神脏五：王冰认为"肝藏魂，心藏神，脾藏意，肺藏魄，肾藏志"。以其留神气居之。

[语释]

人体有上中下三部，每部各有天地人三候，所以诊察这些部位的脉搏，可以判断人的死生，诊断各种疾病，调理阴阳虚实，达到去除疾病的目的。上部天候，指两额的动脉处；上部地候，指两颊的动脉处；上部人候，指两耳前的动脉处。中部天候，指双手太阴经渠穴动脉处；中部地候，指手阳明合谷动脉处；中部人候，指手少阴神门动脉处。下部天候，指足厥阴五里穴处动脉；下部地候，指足少阴太溪穴处动脉；下部人候，指足太阴箕门穴处动脉。天候诊察头角部位的气机变化；地候诊察口齿部位的气机变化；人候诊察耳目的气机变化。所以上、中、下三部，各有天候，各有地候，各有人候。三部中有三个天候，三个地候，三个人候，三三得九，合则为九候，九候以应九野，九野以应人身的九脏。所以人体内心肝脾肺肾藏神志的五神脏，还有胃、小肠、大肠、膀胱藏有形之物的四形脏，合为九脏。若五神脏的脏器败坏，表现在面部的颜色，必然灰暗枯夭，这是病情危重乃至死亡的象征。

【原文】《素问·五脏别论》

胃者，水谷之海，六腑之大源也。五味入口，藏于胃，以养五脏气，气口①亦太阴也。是以五脏六腑之气味，皆出于胃，变见于气口。故五气入鼻，藏于心肺，心肺有病，而鼻为之不利也。凡治病必察其上下，适其脉候，观其志意，与其病能②。

[词解]

①气口：亦称寸口、脉口，是诊脉的重要部位。

②病能：指病态，疾病的表现。

[语释]

胃是水谷之海，为六腑的源泉，饮食五味入口，留在胃中，经过脾的运化转运，充养五脏之气。气口为肺经所过之处，也属太阴经脉，是脏腑之气，所以五脏六腑的水谷精微都出自于胃，经过输布吸收的变化集中于气口。而五气入鼻，藏留于心肺，所以心肺有了病变，则鼻为之不利。凡诊疾病必察其上下的变化，审视其脉候的虚实，观察情志精神的变化以及病情的表现。

[按语]

据查，脉诊由扁鹊而始。《史记》说："至今天下言脉者，由扁鹊也。"脉诊又称切脉，其内容丰富，主要包括"十二经诊法""三部九候遍诊法""人迎寸口诊法""尺寸诊法""尺肤法""色脉诊"。从临床实践出发，经过不断地改善和完整，只有独取寸口诊脉法，不仅方便实用，而且能准确解决脉诊的定性问题。诚如张景岳所说："寸口者，脉之大会，五脏六腑之终始，故取法于寸口也。"

（三）诊脉时间

【原文】《素问·脉要精微》

诊法常以平旦①，阴气未动，阳气未散，饮食未进，经脉未盛，络脉调匀，气血未乱，故乃可诊有过之脉。切脉动静而视精明②，察五色，观五脏有余不足，六府强弱③，形之盛衰，以此参伍④，决死生之分。

[词解]

①平旦：指寅时，平旦，又称为黎明，早晨日照。张景岳说："平旦者，阴阳之交也。"

②精明：指目之精光。古人说，人一身之精神，皆上注于目，视精明者，谓视目精之明暗，而知人之精气也。

③六府：指脉，血之府；头，精明之府；背，胸中之府；腰，肾之府；膝，筋之府；骨，髓之府。

④参伍：指异同对比的意思。如《易经》说：参伍以变，错综其数……即此谓也。

[语释]

诊脉的时间，以清晨为好，此时人没有劳于事，阴气未被扰动，阳气尚未耗散，饮食也未进过，经脉之气尚未充盛，络脉之气也很匀静，气血未被扰乱，此时可诊察出有病的脉象。与此同时，还要观察目之精明，以候神气，察五色变化，以审脏腑的强弱虚实及形体的盛衰，相互参合比较，就能判断疾病的吉凶转归。

[按语]

平旦诊脉是一个非常重要的时间点，因为这段时间脏腑气血，均未受到内外因素的刺激，因此，能较为准确地反映病脉。但是，也不能拘泥于平旦。明代汪机说："若遇有病则随时皆可诊，不可以平旦为拘也"。

（四）脉之阴阳

【原文】《素问·阴阳别论》

脉有阴阳，知阳者知阴，知阴者知阳，凡阳有五①，五五二十五阳②。所谓阴者，真脏也③，见则为败，败必死也。所谓阳者，胃脘之阳④也。别于阳者，知病处也；别于阴者，知死生之期。

[词解]

①凡阳有五：阳，阳脉也，此处指胃气的脉象，因五脏的区别而有五种。

②五五二十五阳：指五时各有五脏的脉象，再配五时相应的特点而成二十五种。即肝脉应春，心脉应夏，脾脉应长夏，肺脉应秋，肾脉应冬。春时，肝、心、脾、肺、肾之脉皆有微弦之胃脉；夏时，皆有微钩之胃脉；长夏，皆有微缓之胃脉；秋时，皆有微毛之胃脉；冬时，皆有微石之胃脉。是五五二十五阳。

③所谓阴者，真脏也：五脏属阴，其五脏之脉，若无胃气，称之真脏脉，说明五脏败坏，真气将绝。

④胃脘之阳：指胃中阳和之气，即胃气，五脏赖以为根本也。故人无胃气曰逆，逆者死。脉无胃气亦死，即此之谓。

[语释]

脉有阴阳之分，了解什么是阳脉，就知道什么是阴脉，了解什么是阴脉，就知道什么是阳脉。阳脉有五种，分别表现出五脏的特征，五时之中各有五种阳脉，五五共二十五种。所谓阴，就是没有胃气的真脏脉。见到此脉，即为五脏败坏之象，五脏败坏，必致死亡。所谓阳，是指脉有胃气，能辨脉中胃气的情况，就可以知道病变的所在；能辨别真脏脉的情况，就可以推测出疾病的凶险情况。

[按语]

脉之阴阳,既有胃气的盛衰,又有四时变化的参与,只有分辨出阴阳,就能推测出疾病的凶险。

(五)五脏真脉

【原文】《素问·玉机真脏论》

真肝脉至,中外急,如循刀刃责责然[1],如按琴瑟弦,色青白不泽,毛折,乃死[2]。真心脉至,坚而搏,如循薏苡子[3]累累然,色赤黑不泽,毛折,乃死。真脾脏脉至,弱而乍数乍疏[4],色黄青不泽,毛折,乃死。真肺脉至,大而虚,如以毛羽中人肤[5],色白赤不泽,毛折,乃死。真肾脉至,搏而绝,如指弹石辟辟然,色黑黄不泽,毛折,乃死。诸真脏脉见者,皆死不治也。

[词解]

[1] 责责然:责责原意为急劲貌。《医宗金鉴·四诊心法》记载"肝绝之脉,循刃责责,新张弓弦,死在八日"。又指锐利而可畏的样子。

[2] 毛折,乃死:指毛发折断,表示气血败绝,故主死。

[3] 如循薏苡子:形容脉象短而坚,就像手摸薏苡珠子一样。

[4] 乍疏:疏同疏,指疏通,去掉梗塞,使之通畅,与密相对。

[5] 如以毛羽中人肤:形容肺脉之浮虚无力,好像羽毛着人皮肤一样的轻虚。

[语释]

肝的真脉至,浮取沉取均劲急搏指,如抚摸在刀刃锋利可畏,又如按在琴瑟的弦上紧急,青色如兼白色而不润泽,是金克木,毛焦折是精气已败,故主死。心的真脏脉至,坚硬而搏指,如像按薏苡仁那样短实而坚硬。连续不断,赤兼黑色而不润泽,水克火,毛焦折,精气已败,故主死。脾的真脉至,软弱无力,忽数忽疏,快慢不均,黄兼青色而不润泽,是木克土,毛焦折,精气已败,故主死。肺的真脏脉至,大而虚软无力,好像毛羽着人皮肤一样,轻虚无力,白兼赤而不润泽,是火克金,毛焦折精气已败,故主死。肾的真脉至,搏而坚硬,好像用指弹石一样沉而坚硬,黑兼黄色而不润泽,是土克水,毛发折,精气已败,故主死。凡见真脏脉的,皆为不可治的死症。

[按语]

五脏脉气必须依赖胃气的作用而保持平静。如果病情严重时,邪气盛,精气虚弱,加之胃气不能与五脏之气一同到达脉口,只有真脏脉的出现,说明邪气胜过脏气所致,如此胃气已败,故主死。

(六)平人之脉

【原文】《素问·平人气象论》

人一呼脉再动,一吸脉亦再动[1],呼吸定息[2]脉五动,闰以太息[3],命曰平人[4]。平人者,不病也。常以不病调病人,医不病,故为病人平息以调之为法。

[词解]

①再:指两次。

②呼吸定息:指一呼一吸总名一息。

③闰以太息:闰,是余的意思。吴昆认为"闰,余也。闰以太息,言脉来五动,则可余以太息也"。

④平人:指无病之人,或气血平调之人。

［语释］

人一呼脉跳动两次，一吸脉也跳动两次，呼吸之余，是为定息，若一息脉跳动五次，这是因为有时呼吸较长以尽脉跳余数的缘故，这是平人的脉象。平人就是无病之人，通常以无病人的标准，来推测病人呼吸至数及脉跳次数，医生无病就可用自己的呼吸来测算病人脉搏的次数，这是诊脉的一种法则。

［按语］

在正常的情况下，医生可以用自己的呼吸来计算病人脉搏的至数，这是脉诊的简单而实用的一个重要的方法。

（七）四季之脉

1. 春之脉

【原文】《素问·玉机真脏论》

春脉者肝也，东方木也，万物之所以始生也，故其气来耎弱轻虚而滑，端直以长，故曰弦，反此者病。其气来实而强，此谓太过，病在外；其气来不实而微，此谓不及，病在中。太过则令人善忘，忽忽[1]眩冒而巅疾[2]；其不及则令人胸痛引背，下则两胁胠[3]满。

［词解］

①忽忽：精神不定，失意的样子。
②巅疾：此处指癫痫一类疾病，并非头病。
③胠：指胁上腋下的部位。

［语释］

春天的脉主应肝，肝在五方属东，在五行属木，春天是万物开始萌生的季节,故脉气来时,软弱轻虚而滑,端直而长,状如弓弦,所以叫"弦"。与此相反的脉象,就是病脉。若脉气来时应指充实有力而强劲,这叫太过,主病在外;若脉气来时应指不充实而软弱无力,这叫不及,主病在里。肝脉太过令人健忘,精神恍惚,若有所失,多眩晕冒闷及癫痫之类疾病;肝脉不及使人胸部疼痛不适,牵引背部疼痛,向下则两胁肋胀满。

2. 夏之脉

【原文】《素问·玉机真脏论》

夏脉者心也,南方火也,万物之所以盛长也,故其气来盛去衰,故曰钩,反此者病。其气来盛去亦盛,此谓太过,病在外;其气来不盛去反盛,此谓不及,病在中。太过则令人身热而肤痛,为浸淫①;其不及则令人烦心,上见咳唾,下为气泄②。

[词解]

①浸淫:有两种说法,一是指逐渐蔓延的意思。如《素问识》记载"宋玉风赋,夫风生于地,起于青蘋之末,浸淫溪谷"。又《汉书》注"浸淫,犹渐染也"。二是指火盛所致,肤疮而言。张隐庵认为"浸淫,肤受之疮,火热盛也"。

②气泄:指"后阴气失也"。俗谓放屁。

[语释]

夏天的脉主应心,心在五方属南,在五行属火,夏天是万物生长茂盛的季节,脉气来时充盛,去时轻微,犹如钩之状,故叫"钩"。与此相反的脉象就是病脉。其脉气来时充盛,去时亦充盛,这叫太过,主病在外;脉来时轻微而不充盛,去时反而充盛,这叫不及,主病在中。心脉太过使人患身体发热,发肌肤疼痛、浸淫疮等病;心脉不及使人虚烦,上病入肺咳嗽吐痰，下及肠胃，令人放屁。

3. 秋之脉

【原文】《素问·玉机真脏论》

秋脉者肺也，西方金也，万物之所以收成也，故其气来，轻虚以浮，来急去散，故曰浮，反此者病。其气来，毛而中央坚，两旁虚，此谓太过，病在外；其气来，毛而微，此谓不及，病在中。太过则令人逆气而背痛，愠愠然①；其不及则令人喘，呼吸少气而咳，上气见血，下闻病音②。

[词解]

①愠愠然：愠，温同音假借字。指气郁而不疏畅的意思。

②下闻病音：指喘息喉间有声音。

[语释]

秋天的脉主应肺，肺在五方属西，在五行属金，秋天是万物收成的季节，故脉气来时轻虚而浮，来急去散，所以叫"浮"。与此相反的脉象就是病脉。其脉气来时浮而中央坚，两傍虚，这叫太过，主病在外；其脉气来时浮而微，这叫不及，主病在中。肺脉太过，令人气上逆而背痛，郁闷而不舒畅；肺脉不及，令人呼吸气短、喘咳或气上逆而咳血，喉间有喘鸣的声音。

4. 冬之脉

【原文】《素问·玉机真脏论》

冬脉者肾也,北方水也。万物之所以合藏也,故其气来沉以搏,故曰石①,

反此者病。其气来如弹石者，此谓太过，病在外；其去如数者②，此谓不及，病在中。太过则令人解㑊③，脊脉痛而少气不欲言；其不及则令人心悬如病饥④，眇⑤中清，脊中痛，少腹满，小便变。

[词解]

①石：原文"营"，但此处应作"石"。

②其去如数：指脉去快速，类似数脉。

③㑊：指倦怠，怠惰。

④心悬如病饥：指心空虚而怯，又如饥饿感。

⑤眇：指季肋下空软之处而言。

[语释]

冬天的主脉应肾，肾在五方属北，在五行属水，冬天是万物闭藏的季节，故脉气来时沉而搏手，所以叫"石"。与此相反的脉象是病脉。脉气来时如弹石一样坚硬，叫太过，主病在外；其脉去如数，叫不及，主病在中。冬脉太过，令人懈怠而肢体乏力，脊中疼痛，少气不足以息，懒于说话；不及令人心中空虚，如有饥饿感，季肋下清冷，脊骨疼痛，少腹满涨，小便出现异常。

[按语]

脉象应顺四时的更叠而变化，分别为春弦、夏钩、秋浮、冬石。凡此太过或不及将会发生与之相应的疾病。医者应做到对四时脉象的太过与不及，虚实与正反有一定的认识。

（八）孕妇之脉

【原文】《素问·平人气象论》

妇人手少阴脉动甚者①，妊子也②。

【原文】《素问·阴阳别论》

阴搏阳别③，谓之有子。

[词解]

①动甚：指脉流利滑动也。

②妊子：妊娠或怀孕。

③阴搏阳别：搏，击于手也。王冰认为"阴，谓尺中也；搏，谓搏触于手也"。尺中之脉搏击，是阳气勃发之象，寸口脉殊别，阳气挺然，则为有妊之兆。

[语释]

手少阴，心脉也。心生血，血旺能怀胎，妇人心脉动甚是血旺之象，故当妊之。又，阴中见阳而别有和调之象，指阳气勃发之象，与寸口脉迥然有异，这是妊娠脉。

[按语]

古人对妊娠之脉的解读有两层意思，一是身有病而无邪脉也。也就是说尺中之脉，按之不绝，法妊娠也。二是有男女之分，左疾为男，右疾为女。近代徐东皋说："男女之别，须审阴阳。右脉盛，阴状多，俱主弄瓦（俗指生女）；左脉盛，阳状多，俱主弄璋（俗指生男）。"以上诸说仅供参考。

（九）脉之异常

【原文】《素问·平人气象论》

脉有逆从①四时，未有脏形②，春夏而脉沉涩，秋冬而脉浮大，命曰逆四时也。风热而脉静，泄而脱血脉实，病在中脉虚，病在外脉涩坚者，皆难治，命曰反四时也。

[词解]

①从：顺也。

②未有脏形：指未有本脏脉所应出现的正常脉形。

[语释]

脉与四时有相适应，也有不适应的，如果脉不见本脏脉的正常脉象，春夏不见弦、洪，反见沉、涩；秋冬不见毛、石，反见浮、大，这些都是与四时相反的脉象。风热为阳邪，脉应浮大而今反沉静；泄利脱血，津血受伤，脉应虚细，今反实大；病在内，脉应有力，是正气尚盛足以抗邪，今反脉虚，病在外，脉应浮滑；乃是邪气仍在于表，今反见脉涩坚，这种脉证相反，说明正气乱也，都是难治之病，这种现象叫作反四时。

【原文】《素问·平人气象论》

人以水谷为本，故人绝水谷则死，脉无胃气亦死。所谓无胃气者，但得真脏脉，不得胃气也。所谓脉不得胃气者，肝不弦，肾不石也①。

[词解]

①肝不弦，肾不石：指脉无胃气，至春则肝不微弦，至冬则肾不微石。

[语释]

人靠水谷营养而生存，所以人断绝水谷后就要死亡；胃气化生于水谷，如脉无胃气也要死亡。所谓无胃气的脉，就是但见真脏脉，而不见柔和的胃气脉。所谓不得胃气的脉，就是指肝脉不见微弦脉，肾脉不见微石脉。

[按语]

脉象既要顺从四时的变化，又要重视胃气的有无，所谓胃气就是在四时脉象中，均要带有柔和之象，正气旺，尚能抗邪；脉证相反，均为难治之病。

（十）病脉举要

【原文】《素问·脉要精微论》

脉者，血之府也①，长则气治②，短则气病③，数则烦心，大则病进，上盛则气高，下盛则气胀④，代则气衰⑤，细则气少，涩则心痛⑥，浑浑⑦革革⑧至如涌泉，病进而危；弊弊绵绵其去如弦绝则死⑨。粗大⑩者，阴不足阳有余，为热中也。来疾去徐，上实下虚，为厥巅疾；来徐去疾，上虚下实，为恶风⑪也。故中恶风者，阳气受也。有脉俱沉细数者，少阴厥也⑫；沉细数散者，寒热也；浮而散者，为眴仆⑬。诸浮不躁者皆在阳，则为热；其有躁者在手，诸细而沉者皆在阴，则为骨痛；其有静者在足。数动一代者，病在阳之脉也，泄及便脓血。诸过者切之，涩者阳气有余也，滑者阴气有余也。阳气有余为身热无汗，阴气有余为多汗身寒，阴阳有余则无汗而寒。推而外之，内而不外⑭，有心腹积也。推而内之，外而不内⑮，身有热也。推而上之，上而不下⑯，腰足清也。推而下之，下而不上⑰，头项痛也。按之至骨，脉气少者，腰脊痛而身有痹也。

[词解]

①脉者，血之府也：府，聚也。言血之多少，皆聚见于经脉之中。

②长则气治：长则气帅血行，气血和平，故气得治。

③短则气病：指首尾俱短，不及本位，故为气病。

④上盛则气高，下盛则气胀：上部脉盛，是气壅于上，故上逆而喘；下部脉盛，是气壅于下，故气滞腹胀。

⑤代则气衰：代脉者，动而中止，不能自还。若见代脉则气不相续，故为气衰。

⑥涩则气痛：涩脉，艰涩而不滑利，为气滞血少，不能养心，故心痛。

⑦浑浑：原意有六，一浑浊貌，二纷乱貌，三浑沌，四迷糊不清，五浑厚淳朴，六滚滚大水流貌。此处指大脉而言。

⑧革革：脉来急速状。

⑨弊弊绵绵：弊弊，指辛苦疲惫。绵绵形容连续不断。此处指脉来隐约不显，微细无力之状。

⑩粗大：指洪大脉。是阳热有余之脉。

⑪恶风：即疠风病。今指麻风病。

⑫少阴厥：指肾气逆之阳厥病。

⑬眴仆：指头眩而扑倒一类的疾病。

⑭推而外之，内而不外：就是浮取不见，而沉取则脉沉而不浮。

⑮推而内之，外而不内：就是脉沉取不显，浮取则浮数。是病在外而不在内。

⑯推而上之，上而不下：张景岳认为"凡推求于上部，然脉止见于上，而下部则弱，此以有升无降，上实下虚"。

⑰推而下之，下而不上：张景岳认为"凡推求于下部，然脉止见于下，而上部则亏，以此有降无升，清阳不能上达"。

[语释]

脉是血液聚会的地方。长脉为血气畅流和平，故为气治；短脉为气不足，故为气病；数脉为热，热盛则心烦；大脉为邪气方张；上部脉盛，为邪壅于上，证见呼吸急促；下部脉盛，邪滞于下，证见胀满；代脉为元气衰弱；细脉为正气衰少；涩脉为血少气滞，证见心痛。脉来大而急促如泉水上涌者，为病势正在进展，且有危险；脉来隐约不现，微细无力，或如弓弦猝然断绝而去，为气血已绝，生气已断，故主死。脉洪大，是由于阴精不足而阳有余，故发为热中之病。脉来急去缓，这是上实下虚，气逆于上，好发癫仆之类疾病。脉来缓去急，这是上虚下实，好发麻风病。患这种病的原因，是阳气虚，失去卫外功能，才感受邪气而发病。两手脉均见沉、细、数，沉细为肾脉，数为热，故发为阳厥；如脉见沉细数散，为阴血亏损，多发阴虚阳亢的虚劳寒热病。脉浮而散，好发眩晕仆倒病。凡见浮而不躁急，其病在阳分，出现发热症状，病在足三阳经；如浮而躁急，病在手三阳经。凡见细脉而沉，其病在阴分，发为骨节疼痛，病在手三阴经；凡见脉细沉而静，其病在足三阴经。发现数动而见一次歇止的脉象，是病在阳分，为阳热瘀滞的脉象，可见于泄利或大便带脓血的疾病。诊察到各种有病的脉象，如见涩脉是阳气有余；滑脉是阴气有余。阳热有余则身热而无汗；阴寒有余，则多汗而身寒，阴气阳气均有余，则无汗而身寒。浮脉取而不见，沉取则脉沉迟不浮，是病在内而非在外，是心腹有积聚病。脉沉取不显，浮取则脉浮数不沉，是病在外而不在内，当有身发热证。诊脉推求于上，只见上部，下部脉弱的，是上实下虚，出现腰足清冷之证。诊脉推求于下部，只见于下部，而上部脉虚，这是上虚下实，出现头项疼痛之证。重按至骨，脉气少的，是生阳之气不足，出现腰脊疼痛及身体痹证。

【原文】《灵枢·根结》

一日一夜五十营，以营五脏之精，不应数者①，名曰狂生②。所谓五十营者，五脏皆受气。持其脉口，数其至也，五十动而不一代者③，五脏皆受气；四十动一代者，一脏无气；三十动一代者，二脏无气；二十动一代者，三脏无气；十动一代者，四脏无气；不满十动一代者，五脏无气。予之短期，要在终始。

[词解]

①不应数：指不合于五十营之数。

②狂生：指生病。

③五十动而不一代者：代，更代之义。若五十动而不一代者，说明五脏受气皆足，故为和平之脉。

[语释]

经脉之气在体内的运行，一日一夜是五十周。因而五脏精气循环往来。如果太过或不及，均不合乎于周行五十次的次数，就会生病。所谓"五十营"的作用，能看出五脏受气的充实，既可从切寸口脉象，又可去计算脉的搏动次数，而推测脏腑的强弱。脉跳动五十次而不歇止的，这是五脏精气旺盛的象征；脉跳动四十次而有一次歇止的，是一脏无气的象征；脉跳动三十次而有一次歇止的，是二脏无气的象征；脉跳动二十次有一次歇止的，是三脏无气的象征；脉跳动十次而有一次歇止的，是四脏无气的象征；脉跳动不满十次而歇止的，是五脏精气不足，在短期之内就有死亡的可能，它所以诊察精细主要在于通过脉搏跳动而预测。所谓脉跳动五十次而不歇止，是五脏正常的脉象。借以测之五脏检查怎么样，至于说一个人短期内可能死亡，是从脉象忽急忽慢断定的。

[按语]

赵文魁先生在《文魁脉学》一书中强调，诊脉必须以指导临床为主，他提出八种主要脉象，一是表脉主浮；二是里脉主沉、牢；三是寒脉主迟、缓、结、紧；四是热脉主数、动、疾、促；五是虚脉主虚、弱、微、散、革、短、带；六是实脉主实、长、滑；七是气脉主洪、濡；八是血脉主细、弦、涩、芤。赵先生提出的这八种与《素问》所提更加具体化，对于临床医生的实际操作有颇多裨益。同时，他在书中也强调诊脉时必须测定浮、中、按、沉四部。详细内容请参阅有关章节。

（十一）脉色合参

【原文】《灵枢·邪气脏腑病形》

余闻之，见其色，知其病，命曰明；按其脉，知其病，命曰神；问其病，知其处①，命曰工。余愿闻见而知之，按而得之，问而极②之，为之奈何？夫色脉与尺③之相应也，如桴鼓之相应也，不得相失也，此亦本末根叶之出殊候也④，故根死则叶枯矣。色脉形肉⑤不得相失也，故知一则为工，知二则为神，知三⑥则神且明矣。

[词解]

①处：指所在。

②极：指详尽。

③色脉与尺：色，谓面色。脉，谓寸口。尺，谓尺中。

④本末根叶之出殊候也：杨上善认为"尺地以为根茎，色脉以为枝叶"。殊候，指不同一般的诊察的方法。

⑤形肉：指尺肤。

⑥知一、知二、知三：知一，指仅知问。知二，指问和脉。知三，指知问及脉并能察色。

[语释]

我听说医生看病人视气色，就知道病情的叫作明；按切病人脉象，知道病情的叫作神；询问病情，知道病苦所在叫作工。我希望知道望色而知病情，切脉而得病况，问病知道病苦所在，这些究竟是怎么样？这是因为病人的气色、脉象、尺肤与疾病均有相应关系，好像击鼓，响声随之相应，不会相错的，如同本和末、根和叶，是不同于一般的诊察方法。因此，察色、切脉、诊尺肤三者不能相错。知其一称为工，知其二称为神，知其三称为神明的医生。

[按语]

在临床实践中要深入了解邪气中人的原因和部位，以及出现的症状，必须做到望色、切脉、诊肤相结合才能够比较准确地了解病情，并为精准的治疗奠定基础。

（十二）诊肤法

【原文】《灵枢·论疾诊尺》

余欲无视色持脉，独调诊其尺①，以言其病，从外知内，为之奈何？审其尺之缓急、小大、滑涩，肉之坚脆②而病形定矣……尺肤滑其淖泽者③，风也。尺肉弱者，解㑊④，安卧脱肉者⑤，寒热，不治。尺肤涩者，风痹也。尺肤粗如枯鱼之鳞者，水泆⑥饮也。尺肤热甚，脉盛躁者，病温也，其脉盛而滑者，汗且出也。尺肤寒，其脉小者，泄、少气。尺肤炬然，先热后寒者，寒热也。尺肤先寒，久持之而热者，亦寒热也。

[词解]

①独诊其尺：马莳认为"脉在内，肉在外，内外相应，故审其脉，验其肉，而病形自定也。愚谓诊人脉之时，惟臂至尺泽可验，难以周身知之，故只以尺言也"。

②肉之坚脆：指尺分中肉之坚脆。

③其淖泽：其，犹而也。淖泽指肉润光泽。

④解㑊：指人体倦怠。

⑤安卧脱肉：指阴阳亏败，是寒热虚劳之候。故不治。

⑥泆：泆有三种含义，一是放纵；二是同溢，此处指水饮；三是变化复杂。

[语释]

我想不经过望色、诊脉，仅用诊察尺肤部位，就可以探明病因，从外而知道内的变化,怎样才能够做到呢?审察尺肤的缓急、小大、滑涩和肌肉的坚实脆弱,如此,什么病情也可以确定。如尺肤滑而润泽的,是风病。尺部的肌肉脆弱,身体倦怠,爱睡眠,肌肉消瘦的是寒热虚劳证,不易治愈。尺肤涩而无滑润之感的,是风痹。尺肤粗糙像干鱼鳞的,是水湿与痰饮的疾病。尺肤很热,脉盛大而躁动的是温病;如脉虽盛而现滑利的是汗将出的征象。尺肤很寒,脉现细小的,是泄利或气虚类的疾病。尺肤热得像火,先热而后寒,是寒热病;尺肤扪之先寒,久持之而逐渐转热,也是寒热病。

[按语]

诊肤法是诊脉法的补充,但现代人对此往往忽视,因此,对此论述的文献也十分稀少。不过,清代名医马莳用他自己的经验告知后人,他说:"愚谓诊人脉时,惟臂至尺泽可验,难以周身知之,故只以尺言也"。

(十三)诊胸腹

【原文】《灵枢·水胀》

水与肤胀、鼓胀、肠覃①、石瘕②、石水,何以别之?水始起也,目窠③上微肿,如新卧起之状,其颈脉动④,时咳⑤,阴股间寒⑥,足胫肿⑦,腹乃大,其水已成矣。以手按其腹,随手而起,如裹水之状,此其候也。

[词解]

①肠覃:覃,原意长、延、深。《玉篇》覃,地菌也。现代人认为指妇人下腹部有块状物而月经不能按时来潮的病证。可能是肿瘤之类。

②石瘕:瘕,子宫肿瘤之名,此处为腹中有结块之谓。

③目窠:指眼睑。

④其颈脉动:指耳下及结喉旁人迎脉。

⑤时咳：水之标在肺，故为时咳。

⑥阴股：指大腿内侧。

⑦足胫肿：指足及小腿浮肿。

[语释]

腹部的水肿和肤肿、鼓胀、肠覃、石瘕、石水等症怎么鉴别？水肿开始发病，在眼睑部位略有浮肿，像刚睡醒起床的样子，颈部人迎脉搏跳得快，时常咳嗽，大腿内侧感觉寒冷，足胫部浮肿，若腹部再胀大，那么水肿病便形成了。用手按之腹上，放手后，随即胀起，好像里面裹着水液一样，这就是水肿病的诊候方法。

【原文】《灵枢·水胀》

肤胀何以候之？肤胀者，寒气客于皮肤之间，𪔛𪔛然不坚①，腹大，身尽肿，皮厚，按其腹，窅而不起②，腹色不变，此其候也。

[词解]

①𪔛𪔛然不坚：寒气客于皮肤之间，阳气不行，病在气分，故有声若鼓，气本无形，故不坚。

②窅而不起：《说文解字》窅，深目也。此处指肤胀为无形之气，故按之不起。

[语释]

腹胀怎样诊候？腹胀的成因，是寒气留于皮肤之间，叩击腹部，中空而不坚实，腹大，周身尽肿，皮厚，手按腹部，深陷不随手胀起，腹部皮色无变化，这是肿胀病诊候的方法。

【原文】《灵枢·水胀》

鼓胀何如？腹胀身皆大，大与肤胀等①也，色苍黄②，腹筋起，此其候也。

[词解]

①等：相同。

②色苍黄：指皮肤呈现青黄色。

[语释]

鼓胀怎么诊候？腹部胀满，全身都显出肿大，和肤胀情况相同，只是肤色青黄，腹部之筋暴起，这是鼓胀的诊候方法。

【原文】《灵枢·水胀》

肠覃何如？寒气客于肠外，与卫气相搏①，气不得荣②，因有所系，癖而内著③，恶气乃起，瘜肉④乃生，其始生也，大如鸡卵，稍以益大，至其成如怀子之状，久者离⑤岁，按之则坚，推之则移，月事以时下，此其候也。

[词解]

①与卫气相搏：张景岳说：寒气与卫气相搏，则蓄积不行，留于肠外。

②气不得荣：荣，运行也。气不得荣，是指气不得运行。

③癖而内著：是指腹中结块，在里面逐渐显露。

④瘜肉：《说文解字》瘜，寄肉。《广韵》瘜指恶肉。

⑤离：指历。

[语释]

肠覃怎么诊候？寒气留于肠外，和卫气相搏结，正气不得运行。这是由于寒气与卫气相互联系不得消散，腹中结块逐渐从里显露，汗秽之气随之而起，瘜肉开始生长，初期的时候，其大如鸡蛋，逐渐增大，等到病已成形，就好像怀孕一样，病程长达数年之久，用手按之患部坚硬，但有推动的感觉，月经仍然按时而来，这是肠覃病的诊候方法。

【原文】《灵枢·水胀》

石瘕何如？石瘕生胞中寒，寒气客于子门①，子门闭塞，气不得通，恶血当泻不泻，衃以留止，日以益大，状如怀子，月事不以时下。皆生于女子，可导而下②。

[词解]

①寒气客于子门：子门又名子户。子门是指子宫颈口的部位。罗天益进一步阐述膀胱为津液之府，气化则能出焉。今寒气客于子门，则气闭塞不流，衃以留止，结硬如石，是名石瘕。

②可导而下：下，谓去掉。尤怡解释"瘕，假也，假血成形，积于胞中，血积易去，故曰可导而下"。

[语释]

石瘕怎么诊候？石瘕生于子宫，是寒气侵入子宫颈口，宫颈口闭塞，因而气不通畅，恶血当泻不泻，败血留止里面，而一天比一天增大，形状像怀孕一样，月经不能按时来潮，这种病都生于妇女，可用通利方法处理。

[按语]

水胀之病有内外之分，然其辨证的方法在于分辨"水"与"气"二字，病在水分，其色明亮，其皮在薄，其肿不速，按之如泥；病在气分，其色苍，其内坚，其胀或连胸腹或连脏腑，随按而起，如按气囊。此外，水胀有寒、热、虚、实、阴、阳之分，医者应详细辨之。如鼓胀俗称大肚子病，包括消化不良和胃肠细菌感染；肠覃，可能与大肠癌接近；石瘕，女病也。瘕字在《内经》中涉及三十余篇，除石瘕外，还有"痞瘕""血瘕""疝瘕""瘕泻""水瘕痹""虫瘕"等。可见是个多发性疾病。石瘕为妇人八瘕之一，指生于胞宫的质硬如石的肿块。可能包括子宫肌瘤、子宫颈癌、盆腔炎性包块、卵巢囊肿、陈旧性宫外孕、胚胎钙化症等一类妇科病。石水，水肿病的一种，多阴少阳，名曰石水。具体而言，邪气郁结于阴经阳经，偏重于阴的，会发生石水病。另外文中对"石水"未有记载。建议参考《金匮要略》《景岳全书》《医宗必读》等。

治则篇

> **提要**
>
> 治则是指治疗的法则,它是在对疾病综合分析的基础上提出的治疗规律,这种规律归纳起来,就是处理好祛邪扶正与调理脏腑气血的病理关系,使之正胜邪却,脏腑气血的活动复归正常。治疗法则是根据疾病的变化某一阶段所拟定的处理方法。因此,后者是前者的具体化。

一、防重于治

【原文】《素问·四季调神大论》

圣人^①不治已病治未病,不治已乱治未乱,此之谓也。夫病已成而后药之,乱已成而后治之,譬犹渴而穿井,斗而铸锥^②,不亦晚乎?

[词解]

①圣人:《黄帝内经》载有真人、至人、圣人、贤人的概念是有区别的。查阅有关资料,简介如下。真人:把握天地变化之机,掌握阴阳消长之要,吐故纳新,保养精气,精神内守,超然独立,肌肉形体,永远不变,

所以能与天地同寿。至人：有淳厚的道德，并懂得一套完整的养生方法，能应和于阴阳的变化，调适四时气候的递迁，远离世俗的纷扰，聚精气神，悠游于天地之间，视听所及达于八荒之外。圣人：安处于天地之间的和气，顺合于八风之变，让自己的嗜欲喜好同于世俗，也就不会产生恼恨的情绪，行为并不脱离世俗，但举动又不受世欲牵制。在外不使形体过度劳累，在内不让思想有所负担，务求精神安逸愉悦，以悠然自得为己功，形体不会衰惫，精神不会耗散，也可以活到一百岁。贤人：以天地为法则，观察日月的运行，分辨星辰的位置，顺从阴阳的消长，根据四时气候的变化来调养身体。

②锥：泛指兵器。

[语释]

圣人不等疾病发生了再去治疗，而是治疗在疾病发生之前；不等乱事发生而再去治理，而是治在发生之前。如果疾病已发生，然后再去治疗，乱子已经形成，然后再去治理，那就如同临渴而掘井，战乱发生了，再去制造兵器，那不是太晚了吗？

【原文】《素问·阴阳应象大论》

阴阳者，天地之道①也，万物之纲纪②，变化之父母③，生杀之本始④，神明之府也⑤，治病必求于本⑥。

[词解]

①天地之道：天地，原出自于《礼记》。泛指自然界。道，规律，道理。天地之间，万事万物的发展都有其一定的客观规律。

②纲纪：纲，网的大绳。纪，指网目。《说文解字注笺》说："经传多纲纪并言，总持为纲，分系为纪，如纲罟，大绳其纲也，网目其纪也。"

③变化之父母：变化，《类经》引朱子曰："变者化之渐，化者变之成"。

父母，此喻指万物变化产生的根源。

④生杀之本始：生，产生。杀，消灭。本，根本也。始，终始也。即本原和起点。

⑤神明之府：神，变化不测也。明，三光著象也。府，所以藏聚也。指事物发生运动变化的内在力量。《淮南子》说："其生物也，莫见其所养而物长；其杀物也，莫见其所丧而物亡，此之谓神明。"

⑥本：致病之源也。

[语释]

阴阳，是自然界的根本规律，是分析和归纳万事万物的纲领，是事物发展变化的根源，是事物产生与消亡的本原和起点，也是千变万化的各种运动现象的原动力。因此，治疗疾病时，必须推求阴阳变化的根本。

[按语]

中医在历史的长河中，既明确提出防病于未然的医学思想，又总结出治病必须了解阴阳对立的自然界根本规律，进一步确定治病必求于本的基本大法。

二、治则大法

（一）总则

1. 治辨虚实

【原文】《素问·通评虚实论》

何谓虚实？邪气盛则实，精气夺则虚①。虚实何如？气虚者肺虚也，气逆者足寒也，非其时则生，当其时则死②。余脏皆如此。何谓重实？所谓重实者，言大热病，气热脉满，是谓重实③。经络俱实何如？何以治之？经络皆实，是寸脉急而尺缓也④，皆当治之。故曰滑则从，涩则逆也。夫虚实者，皆从其物类始⑤。故五脏骨肉滑利，可以长久也。

[词解]

①邪气盛则实，精气夺则虚：邪气，指风寒暑湿之邪。精气，指人体正气。故风寒暑湿客于身，盛满为实；五脏精气夺失为虚。

②非其时则生，当其时则死：非其时则生，指不是相克之时则生。当其时则死，指正当相克之时则死。

③言大热病，气热脉满，是谓重实：大热，伤寒之三阳实热，杂病之痰火食积是也。

④经络皆实，是寸脉急而尺缓也：寸，指寸口。尺，指尺肤。此处形容寸口脉急而尺肤缓重的意思。

⑤物类：泛指动物、植物等万物。

[语释]

什么叫虚实？邪气盛则为实，精气不足则为虚。虚实的具体表现是怎么样？肺主气，气虚就是肺虚，气机上逆则上实下虚，阳气虚于下，故两足必寒。如果肺虚不是发生在相克的时令，其人可生，若发生在克贼的时令，其人将死。其余各脏虚实的道理，也是如此。什么叫重实？如大热病，气盛而热，脉盛而满，为内外俱实，这就叫重实。经络俱实是怎么样的？用什么方法治疗？所谓经络俱实，是指寸口脉急而尺肤纵缓，经和络都应该治疗。所以说，凡见滑利的就有生机为顺，凡见枯涩的就缺少生机为逆。万物的虚实都是如此，凡呈现滑利的为生，呈现枯涩的为死。所以五脏骨肉滑利的，是生气旺盛，生命可以长久。

2. 治分标本

【原文】《素问·至真要大论》

百病之起,有生于本者,有生于标者①,有生于中气者,有取②本而得者,有取标而得者,有取中气而得者,有取标本而得者,有逆取而得者,有从取而得者。逆,正顺也。若顺,逆也。故曰:知标与本③,用之不殆④,明知逆顺,正行无间⑤。此之谓也。不知是者,不足以言诊,足以乱经,故《大要》曰:粗工嘻嘻,以为可知,言热未已,寒病复始,同气异形,迷诊乱经,此之谓也。标本之道,要而博,小而大,可以言一而知百病之害,言标与本,易而弗损,察本与标,气可令调,明知胜复,为万民式,天之道毕矣。

[词解]

①有生于本者,有生于标者:标,末也。本,原也。犹树木之有根枝也。

②取:求也。

③知:运用也。

④殆:危也。

⑤正行无间:正行,执中而行,不偏不倚也。无间,无所疑问以资惑乱也。

[语释]

各种疾病的起始,有的生于本气,有的生于标气,有的生于中间之气,因其所生,取而治之,始得其真谛。然取治之法,又有逆取而得者,有从取而得者,逆取而得则逆取,正为顺也,若不逆取而顺,反为逆也。故曰:知标与本,用之不殆,明知逆顺,正行无间,即此脉从病反之谓也。苟不知此以诊,是为迷诊乱经,《大要》云:其粗工之龟鉴欤。言标本之道,至精至微,要而能博,小而能大,可以言一而知百病之害。故言标与本,施治平易而不损，察标与本，则六气虽病而可令调，知标本则知胜复，可为万民之式，上天之道毕矣。

【原文】《灵枢·师传》

春夏先治其标，后治其本；秋冬先治其本，后治其标①。便此者，饮食衣服，亦欲适寒温，寒无凄怆②，暑无出汗。饮食者，热无灼灼③，寒无沧沧④，寒温中适，故气将持，乃不致邪僻也。

[词解]

①春夏先治其标，后治其本；秋冬先治其本，后治其标：张景岳认为"春夏发生，宜先养气以治其标，秋冬收藏，宜先固精以治其本"。

②凄怆：寒冷也。

③灼灼：指烧烫之感。

④沧沧：指寒凉之感。

[语释]

春夏两季之时，应先治其在外的标病，后治其在内的本病，这是因为人体适应天时而阳气升发向外；秋冬之时，应先治其在内的本病，后治其在外的标病，这是因为人体适应天时而精气收敛闭藏。如此，在饮食衣物方面，也应注意寒温适中。天寒皆应加厚，不要着凉，天热时，衣物应穿单薄，不要热得出汗，饮食不要过冷过热。寒热适中，这样病人正气就能内守，才不致使邪气侵入体内而发病。

【原文】《灵枢·病本》

病发而有余，本而标之，先治其本，后治其标；病发而不足，标而本之，先治其标，后治其本。谨详察间甚①，以意调之，间者并行，甚为独行②。先小大便不利而后生他病者，治其本也。

[词解]

①间甚：间，病轻而浅。甚，病重而深。

②间者并行，甚为独行：并行，谓标本兼治。独行，谓标急治标，本急治本。张景岳进一步解释：病浅者，可以兼治，故曰并行；病甚者，难容杂乱，故曰独行。

[语释]

病发后，出现实证的，一般先治其本，祛除病邪，而后治其标。病发后出现虚证的，一般先治其标，助正补虚，后治其本。医者应审慎详细观察病情的轻重浅深，根据客观情况，发挥主观努力，细心调治。病轻缓的可标本同治，病深重的，要看准关键所在，侧重于某一个方面。先有大小便不利，而后出现其他病症的要先治大小便不利这个本病。

[按语]

疾病的发生既要重视四时气候的变化，又要分清标本的治疗，还要重视疾病的虚实，采用急者治其标，缓者治其本，若病重夹杂则应标本同治。

3. 治有先后

【原文】《素问·阴阳应象大论》

邪风①之至，疾如风雨。故善治者治皮毛，其次治肌肤，其次治筋脉，其次治六腑，其次治五脏。治五脏者，半死半生②也。故天之邪气，感则害人五脏；水谷之寒热，感则害于六腑；地之湿气，感者害皮肉筋脉。

[词解]

①邪风：泛指外界致病的因素，类同于贼风。

②半死半生：指病势沉重，生命垂危的阶段。

[语释]

邪气侵犯如疾风暴雨，所以善治病的，抓住时机，当邪在皮毛时，就给予治疗，进一步时，治在肌肤，再进一步时，治在筋脉，再进一步时，治邪气侵入六腑，最差治侵入五脏，此时病势沉重，生命垂危。人感受天的邪气，五脏就会受到伤害；感受饮食寒热之邪，六腑就会受到伤害；感受地的湿气，皮肉筋脉就会受到伤害。

【原文】《素问·阴阳应象大论》

因其轻而扬之①，因其重而减之②，因其衰而彰之③，形不足者，温之以气；精不足者，补之以味。其高者，因而越之⑤；其下者，引而竭之⑥；中满者，泻之于内⑦。其有邪者，渍形以为汗⑧。其在皮者，汗而发之。其慓悍者，按而收之⑨。其实者，散而泻之⑩。审其阴阳，以别柔刚⑪，阳病治阴，阴病治阳⑫，定其血气，各守其乡⑬。血实宜决之⑭，气虚宜掣引之⑮。

[词解]

①因其轻而扬之：扬者，散也。轻者浮于表，宜扬散之。

②因其重而减之：减者，泄也。病情深重，应逐步减轻，取效宜缓。

③因其衰而彰之：衰者气血虚，故宜补之益之，使气血复彰。

④形不足者，温之以气；精不足者，补之以味：阳气衰微，则形不足，温之以气，则形渐复。阴髓枯竭，则精不足，补之以味，则精神旺。

⑤其高者，因而越之：高者指上焦。越者，吐也。

⑥其下者，引而竭之：下者，病在下焦。竭者，祛除之。下也，引其气液就下也，通利二便是也。

⑦中满者，泻之于内：中满，指中焦壅满。泻，指消导法。

⑧渍形以为汗：渍，浸也。用汤液蒸汽熏及皮肤以取汗。

⑨其慓悍者，按而收之：慓，急也。悍，猛利也。按，察也。此兼表

里而言，凡邪气之急利者，按其得状，则可收而制之。

⑩其实者，散而泻之：实，指实证而言。实证有表里之分，表实宜散，里实宜泻。

⑪柔刚：阴性柔，阳性刚。此处指阴阳的性质。

⑫阳病治阴，阴病治阳：此处指灵活变通的治法。同时，也包括补阴以配阳，补阳以配阴的治疗思想。

⑬定其血气，各守其乡：告知医者明察疾病在气分还是血分，然后施以正确治法。乡，指疾病所在的部位。

⑭血实宜决之：血实，指血瘀壅滞。决，冲决开破。

⑮气虚宜掣引之：掣者，挽也。气虚下陷，宜提而升之。

[语释]

病轻浅宜宣散，病深重取效宜缓。衰弱病用补益法使之强壮，形体衰弱用益气药物以温补；阴津不足用厚味之品以滋补，邪在上因势利导从上发越；邪在下，要用通泻方法引邪气排除于下窍；邪在中而满胀，可用消导法，化解于内。邪在表，用汤液浸渍熏蒸皮肤使之发汗。病在皮肤用发汗法散其邪气。病势急猛，要查清病情，迅速予以控制。实证要区别表里，表实宜散，里实宜泻。还要审清病属阴还是属阳，辨别性质的刚柔。阳病可以治阴，阴病也可以治阳，还要确定病在气在血，查明部位而施治。血瘀的宜活血通瘀，气虚下陷的宜用提升之法以掣引。

[按语]

在通常的情况下，对于外邪之类的疾病要分清层次而治，如皮毛、肌肤、筋脉、六腑、五脏，到五脏则预后不佳。再者在治疗中要辨别病变的部位在上、在中、在下、在表、在里、在气、在血以及病情的轻重、虚实、缓急等不同情况予以精准施治。诚如张隐庵所总结，皮肤气分为阳，经络血分为阴。外为阳，内为阴，腑为阳，脏为阴。邪在阳分易治，邪在阴分难治。

以上之论实为治则之道，当取法于阴阳。

4. 揆度奇恒

【原文】《素问·玉版论要》

余闻《揆度》《奇恒》①，所指不同，用之奈何？《揆度》者，度病之浅深也。《奇恒》者，言奇病也。请言道之至数②，《五色》《脉变》《揆度》《奇恒》③，道在于一④。神转不回，回则不转，乃失其机⑤，至数之要，迫近以微⑥，著之玉版，命曰合《玉机》⑦。

[词解]

①《揆度》《奇恒》：皆古书名。揆，言切求其脉理。度谓得其病处，参以四时逆顺以明其凶吉及治法。奇恒指特殊的、稀罕、不常见的奇闻。

②至数：至，极、最。数，理也，指重要的理论。

③《五色》《脉变》《揆度》《奇恒》：皆古经的篇名。

④道在于一：色脉的道理，应与自然界四时阴阳五行的运动相应。然其脉色变化虽多，但其理论在一，即是神。

⑤神转不回，回则不转，乃失其机：神，指人体之神。回，指却行也。此处指气血为人之神，而气血应顺四时而旺。

⑥至数之要，迫近以微：指至理的要领，浅而易见的是脉色，而微妙的变化却在于神。

⑦《玉机》：指篇名也。

[语释]

我听说《揆度》《奇恒》的诊法，可以运用于多方面，但所指不同怎么运用？《揆度》是揣测衡量疾病的浅深。《奇恒》是说异于正常的疾病。谈谈诊病的至理，《五色》《脉变》《揆度》《奇恒》等，虽然所指不同，但道理只有一个，那就是神。神机在人体运转不息，向前而不退却，如果退却，人就失去生生之机了，所以诊病的至理，浅显易见是脉色，而其中的微妙变化在于神，这些道理写在玉版上，名为《玉机》。

【原文】《素问·玉版论要》

色见上下左右，各有其要。上为逆，下为从①。女子右为逆，左为从；男子左为逆，右为从②。易，重阳死，重阴死③。阴阳反他④，治在权衡相夺⑤，《奇恒》事也，《揆度》事也。

[词解]

①上为逆，下为从：指其色向上移行的为病势方盛，所以为逆；其色向下移行的为病势已衰，所以为顺。

②女子右为逆……右为从：此指女子为阴，右亦为阴，故色见于右侧为逆，见于左侧为顺；左为阳，男子亦为阳，故色见于左为逆，见于右为顺。

③易，重阳死，重阴死：易，变易。指变更的常道。男子色见于右侧从阳位，如色见于左侧重阳；女子色见于左侧为从，如色见于右侧，从阴，重阴、重阳均属危证。

④阴阳反他：反他，指谓不由常道，反而从逆也。此处指男女阴阳之色相反。

⑤治在权衡相夺：指阴阳相反他之病，应权衡其病情，随其所宜而予以恰当处治。相夺，在此处有将其逆反的现象，调之使平之意。夺，削除，强取。

[语释]

面色见于上下左右，应分别诊察其主病的深浅顺逆。色向上移的为逆，向下移的为顺；女子色见于右侧为逆，见于左侧为顺；男子色见于左侧为逆，见于右侧为顺。其色变更常道，反顺为逆，男子色见于左为重阳，重阳者死。

女子色见于右为重阴，重阴者死。这种阴阳相反的病，应衡量病情给予适当治疗，调之以平。这是属于《奇恒》与《揆度》中所论述的内容。

［按语］

面色诊察的变化往往表现在脉色，借以《揆度》邪正、阴阳、气血的盛衰，进而判断疾病的逆从，并在逆从之间，察其神之存亡，所有这些表现，都可以从面部五色及脉象变化而推测之。

5. 预后判断

【原文】《素问·玉机真脏论》

凡治病，察其形气色泽，脉之盛衰，病之新故，乃治之，无后其时。形气相得①，谓之可治；色泽以浮②，谓之易已；脉从四时，谓之可治；脉弱以滑，是有胃气，命曰易治；取之以时。形气相失，谓之难治；色夭不泽③，谓之难已；脉实以坚，谓之益甚；脉逆四时，为不可治。必察四难，而明告之。所谓逆四时者，春得肺脉，夏得肾脉，秋得心脉，冬得脾脉，其至皆悬绝④沉涩者，命曰逆四时。未有脏形⑤，于春夏而脉沉涩，秋冬而脉浮大，名曰逆四时也。病热脉静，泄而脉大，脱血而脉实，病在中，脉坚实，病在外脉不坚实者，皆难治。

［词解］

①形气相得：指人的形体和正气相一致，如气盛形盛，气虚形虚，谓之形气相得。

②色泽以浮：指颜色润泽而鲜明，主疾病向好的方向转化。

③色夭不泽：指颜色灰暗而枯槁，主病情恶化。

④悬绝：指脉象悬浮无根，猝然断绝，是无胃气之象。

⑤未有脏形：指未见本脏的病形。

[语释]

一般在治病的时候，一定要诊察患者的形体、神气及五脏色泽枯荣的变化，脉象的盛衰，疾病的新久，然后给予及时的治疗，不可迁延时日。病人形气相一致，气盛形盛，气虚形虚是可治之证，颜色润泽鲜明，疾病也容易痊愈；脉顺四时，春弦、夏钩、秋毛、冬石，疾病也是可以治疗的；脉来柔软而滑利是有胃气之象，疾病容易治，必须抓住有利时机进行治疗。形气不相称，喻形盛气衰，气盛形衰，这种疾病难以治疗；色泽晦暗枯槁，疾病难以治愈；脉实而坚硬，表明疾病更为严重；脉与四时相反，乃是疾病到了不可治的地步。必须审察疾病在变化中的四种不易治的情况，并向病人予以解释。所谓脉与四时相反，指春见肺脉，是金克木；夏见肾脉，是水克火；秋见心脉，是火克金；冬见脾脉，是土克水；这些脉象来时皆悬绝无根，或沉涩不起，谓之与四时相反的脉象。五脏脉形不能随时令表现在外，春夏阳气生旺季节，反见沉涩脉象；秋冬阳气收藏季节，反见浮大的脉象，这叫作逆四时。热病宜浮大而反沉静；泄泻脉应沉小而反浮大；脱血脉应芤虚而反实强；病在中是内伤，脉应虚而反坚实；病在外是邪盛于外，正气急起抗邪，脉应实坚而反不实坚，说明脉证相反，正气匮乏，属难治之证。

【原文】《素问·玉机真脏论》

余闻虚实以决死生，愿闻其情。五实死，五虚死①，愿闻五实五虚。脉盛，皮热，腹胀，前后不通，闷②瞀③，此谓五实；脉细，皮寒，气少，泄利前后，饮食不入，此谓五虚。其时有生者，何也？浆粥入胃，泄注止，则虚者活。身汗得后利，则实者活。

[词解]

①五实死，五虚死：五实，指五脏之邪气实也。五虚，五脏之正气虚也。

②闷：郁也，心烦不痛快。

③瞀：有五种解释，即眼睛昏花、昏迷、烦乱、闷热、愚昧。

[语释]

我闻虚实以决死生，请详述其情。五脏邪气为五实，五脏正气虚为五虚。病干于脏气，虚实皆能死也。心受邪则脉盛。肺受邪则皮热。脾受邪则腹胀。肾受邪则前后不通。此谓五实。心气虚则脉细。肺气虚则皮寒。肝气虚则气少。脾气虚则饮食不入。肾气虚则泄利前后。五脏之气生于胃土，胃土调和则浆粥入胃，泄注止，如是则虚者和。三焦通畅于外，则身汗，通畅于内，则得后利，如是则实者活。

【原文】《素问·生气通天论》

凡阴阳之要，阳密乃固①，两者不和②，若春无秋，若冬无夏，因而和之，是谓圣度③。故阳强不能密，阴气乃绝④，阴平阳密⑤，精神乃治，阴阳离决，精气乃绝。

[词解]

①阳密乃固：指阳气致密，才能保护阴精，使之阴精固于内。

②两者不和：指阴阳不协调。

③圣度：指维持正常机理的最高标准。

④阳强不密，阴气乃绝：指阳气亢盛则外张，耗竭阴精；阳气不能致密，则外邪侵入，亦能损伤阴精。

⑤阴平阳密：阴气平和，阳气固密。

[语释]

大凡阴阳的关键，以阳气致密最为重要，阳气致密，阴气就能固守于内。阴阳二气不协调，就像一年之中，只有春天而没有秋天，只有冬天没有夏天一样。因此，阴阳的协调配合互相为用，是维持正常生理状态的最高标准，所以阳气亢盛，不能固密，阴气就会竭绝。阴气和平，阳气固密，人的精神才会正常。如果阴阳分离决绝，人的精气就会随之竭绝。

[按语]

诊察疾病的虚实，判断预后的生死，应当从五个方面着手，一是形气是否相得；二是色泽是否荣枯；三是脉象有无胃气；四是脉象变化是否顺从四时；五是阴阳是否协调。并以此来推断疾病的预后。然其透彻原理，应当遵循张隐庵先生所说：此篇论脏真之神，合于四时五行。次序环转，如回则不能转，乃失其机。逆转于所胜死。至于外感风寒，内伤五志，亦各乘其所胜。学者当与玉版论、方盛衰论、病能论、疏五过论诸篇合参。

6. 脏气法时

【原文】《素问·金匮真言论》

平旦至日中①，天之阳，阳中之阳也。日中至黄昏②，天之阳，阳中之阴也。合夜至鸡鸣③，天之阴，阴中之阴也。鸡鸣至平旦④，天之阴，阴中之阳也。故人亦应之。

[词解]

①平旦至日中：平旦，指天亮的时候。日中又名日正、中午。此指清晨至中午。

②日中至黄昏：黄昏一指日落以后到天还没有完全黑的这段时间；二指光色较暗。此指中午到日落。

③合夜至鸡鸣：指日落至半夜。

④鸡鸣至平旦：指半夜到清晨。

[语释]

白昼属阳，平旦至中午，为阳中之阳。中午到黄昏，为阳中之阴。黑夜属阴，合夜到鸡鸣，为阴中之阴。鸡鸣到平旦，属阴中之阳。人的情况也与之相应。

【原文】《灵枢·顺气一日分四时》

夫百病者，多以旦慧①昼安，夕加夜甚，何也？四时之气使然。春生夏长，秋收冬藏，是气之常也，人亦应之，以一日分为四时②，朝则为春，日中为夏，日入为秋，夜半为冬。朝则人气始生③，病气衰，故旦慧；日中人气长④，长则胜邪，故安；夕则人气始衰⑤，邪气始生，故加；夜半人气入脏⑥，邪气独居于身，故甚也。

[词解]

①慧：最早见于《说文解字》，本义为聪明、智慧。此处指清爽。

②以一日分为四时：张景岳认为"天地之交，四时之序，惟阴阳升降而尽之矣。自子之后，太阳从左而升，升则为阳；自午之后，太阳从右而降，降则为阴。大而一岁，小而一日，无不皆然，故一日亦分四时也"。

③朝则人气始生：朝时太阳在寅卯，自下而上，人应之，阳气正升，故病气衰而旦慧。

④日中人气长：日中太阳在巳午，自东而中，人应之，阳气正盛，故能胜邪而昼安。

⑤夕则人气始衰：夕时太阳在申酉，由中而昃，人应之，阳气始衰，故邪气渐盛而暮加重。

⑥夜半人气入脏：夜半太阳在戌亥，自上而降，人应之，阳气伏藏，邪气正旺，故夜则甚。

[语释]

多数疾病在清晨清爽、白昼安静、傍晚加重、夜里更重，这是什么原因？这是四时气候使它这样的。四时气候对人的影响是春生、夏长、秋收、冬藏，这是四时正常气候的常态，人体也和它相应。把一天分为四时，那么，早晨是春天，中午是夏天，日入是秋天，夜半是冬天。早晨人体正气，像春气生发，邪气衰退，所以病者感觉清爽；中午人体正气，像夏天盛长，盛就胜邪，所以病者趋于安静；傍晚人体正气，像秋天的收敛，邪气开始生发，所以病势加重；夜半人体正气，像冬天的闭藏，邪气独居体内，所以病势更加严重。

【原文】《素问·脏气法时论》

合人形以法四时五行而治①，何如而从？何如而逆？得失之意，愿闻其事。五行者，金木水火土也，更贵更贱②，以知死生，以决成败，而定五脏之气，间甚③之时，死生之期也。病在肝，愈于夏，夏不愈，甚于秋，秋不死，持④于冬，起⑤于春，禁当风。肝病者，愈在丙丁，丙丁不愈，加于庚辛，庚辛不死，持于壬癸，起于甲乙。肝病者，平旦慧，下晡⑥甚，夜半静。病在心，愈在长夏，长夏不愈，甚于冬，冬不死，持于春，起于夏，禁温食热衣。心病者，愈在戊己，戊己不愈，加于壬癸，壬癸不死，持于甲乙，起于丙丁。心病者，日中慧，夜半甚，平旦静。病在脾，愈在秋，秋不愈，甚于春，春不死，持于夏，起于长夏，禁温食饱食湿地濡衣。脾病者，愈在庚辛，庚辛不愈，加于甲乙，甲乙不死，持于丙丁，起于戊己。脾病者，日昳慧，日出甚，下晡静。病在肺，愈在冬，冬不愈，甚于夏，夏不死，持于长夏，起于秋，禁寒饮食寒衣。肺病者，愈在壬癸，壬癸不愈，加于丙丁，丙丁不死，持于戊己，起于庚辛。肺病者，下晡慧，日中甚，夜半静。病在肾，愈在春，春不愈，甚于长夏，长夏不死，持于秋，起于冬，禁犯焠㶼热食⑦温炙衣。肾病者，愈在甲乙，甲乙不愈，甚于戊己，戊己不死，持于庚辛，起于壬癸。肾病者，夜半慧，四季甚⑧，下晡静。

[词解]

①合人形以法四时五行而治：根据五脏之气的具体情况，结合四时五行生克制化的规律，制定治疗原则。

②更贵更贱：指五行衰旺变化。旺时为贵，衰时为贱。

③间甚：指疾病的轻重，病减轻为间，病加重为甚。

④持：指病情维持不加不减。

⑤起：指病情好转。

⑥下晡：指申时以下。

⑦焠焕热食：焠，烧也。焕，热甚也。指炙煿过热的食物。

⑧四季甚：辰、戌、丑、未四个时辰，是一日中的四季，为土旺的时间，土能克水，故病甚。

[语释]

结合人体五脏之气的具体情况，取法四时五行的生克制化的规律作为救治疾病的法则。怎样是顺？怎样是逆？想知道治法中的顺逆和得失是怎么一回事。五行是金、木、水、火、土。五行衰旺生克的变化，从这些变化中，可以分析预测疾病的生死，判断疗效的成败，并能确定五脏的盛衰，疾病轻重的时间，以及生死的日期。肝有病，夏季当愈，至夏不愈，到秋病情加重，秋季不死，至冬季病情就会维持稳定不变，到来年春季，病情好转，因风气通于肝，故肝病当禁忌受风。有肝病的人，愈于丙丁日，丙丁日不愈，到庚辛日病就加重，庚辛日不死，到壬癸日，病情就会维持稳定不变，甲子日病即好转。患肝病的人，在早晨精神清爽，傍晚病情加重，夜半时便安静下来。心脏有病，愈于长夏，长夏不愈，冬季就会病情加重，冬季不死，到了明年春天病情就会维持稳定不变，夏季病即好转。心有病的人，应忌温热食物，衣服也不能穿得太暖。有心病的人，愈于戊己，戊己不愈，到壬癸日病就加重，壬癸日不死，甲乙日病情就会维持稳定不变，丙丁日病即好转。心脏有病的人，中午时间精神爽慧，半夜病情加重，早晨便安静。脾脏有病，愈在秋季，秋季不愈，春季就会加重，春季不死，夏季病情就会维持不变，长夏时间病即好转。脾病应忌吃温热性食物及过饱，居湿地，穿湿衣等。脾有病的人，愈在庚辛，庚辛不愈，甲乙日加重，甲乙日不死，丙丁日病情就会维持稳定不变，戊己日，病即好转。脾有病的人，午后精神清爽，日出病加重，傍晚时便安静。肺有病，愈在冬季，冬季不愈，夏季病加重，夏季不死，长夏病情就会维持稳定不变，秋季病即好转。肺有病应忌寒冷饮食及穿衣单薄。肺有病的人，愈在壬癸日，壬癸日不愈，丙丁日会加重，丙丁日不死，戊己日病情就会维持不变，庚辛日病即好转。肺有病的人，傍晚精神爽慧，中午时病就加重，半夜时便安静。肾有病，愈于夏季，夏季不愈，长夏时就加重，长夏不死，秋季病情就会维持不变，冬季病情好转。肾病忌食炙煿过热的食物和穿经火烘烤过的衣服。肾有病的人，愈于甲乙日，甲乙日不愈，戊己日病加重，戊己日不死，到庚辛日病情就会维持不变，壬癸日病情好转。肾有病的人，在半夜时，精神爽慧，在一日之中，辰、戌、丑、未四个时辰，病情加重，傍晚时便安静。

[按语]

　　五脏疾病的愈、起、死、持、加、甚等变化，主要根据脏腑阴阳合于人形，法于四时五行规律变化而推演，在临床中，还有待进一步佐证。补充一点，所谓平旦、日出、早食、宴食、日中、日昳、下晡、宴晡、日入、人定、夜半、鸡鸣等所有这些，是古代一种记时的名称。具体言之，夜半，子时，二十三点至一点；鸡鸣，丑时，一点至三点；平旦，寅时，三点至五点；日出，卯时，五点至七点；晨时，辰时，七点到九点；隅中，巳时，九点至十一点；日中，午时，十一点至十三点；日昳，未时，十三点至十五点；日晡，申时，十五点至十七点；日入，酉时，十七点至十九点；黄昏，戌时，十九点至二十一点；人定，亥时，二十一点至二十三点。综合上述，体现了《黄帝内经》十分重视时间医学的概念。在其他篇章中有如下内容：一是周日节律，杨上善说：卫气昼从于目，行于四肢分肉之间二十五周；夜行五脏二十五周，一日一夜，行五十周以卫于身。二是周月节律，《灵枢·岁露》记载：人与天地相参也，与日月相应也。故月满则海水西盛，人血气积清，肌肉充，皮肤致，毛发坚，腠理郄，烟垢著。当是之时，虽遇贼风，其入浅不深。至其月郭空，则海水东盛，人气血虚，其卫气去，形独居，肌肉减，皮肤纵缓，腠理开，毛残，膲理薄烟垢落。当是其时，遇贼风则入其内，其病人也卒暴。三是周年节律《灵枢·五乱》经脉十二者，别为五行，分为四时，何失而乱？何得而治？五行有序，四时有分，相顺则治，相逆则乱。此外，也十分重视择药时间。如李东垣说：凡用药，若不本四时，以顺为逆。四时者，是春升、夏浮、秋降、冬沉，乃天地之升浮化降沉，是为四时之宜也。陶弘景说：病在四肢血脉者，宜空腹而在旦；病在骨髓者，宜饱腹而在夜。《张氏医通》说：冷哮、灸肺腧、膏肓、天突、有应有不应，夏月三伏中，用白芥子涂法，往往获效。由此可见，时间医学在中医学里占有十分重要的地位。

三、治则演绎

（一）上古时期

【原文】《素问·移精变气论》

古之治病，惟其移精变气①，可祝由②而已。今世治病，毒药治其内，针石治其外，或愈或不愈，何也？往古人居禽兽之间，动作以避寒，阴居以避暑，内无眷慕③之累，外无伸宦之形④，此恬惔之世，邪不能深入也。故毒药不能治其内，针石不能治其外，故可移精祝由而已。当今之世不然，忧患缘其内，苦形伤其外，又失四时之从，逆寒暑之宜，贼风数至，虚邪朝夕，内至五脏骨髓，外伤空窍肌肤，所以小病必甚，大病必死，故祝由不能已也。

[词解]

①移精变气：有多种解释，如吴昆认为"移易精神，变化脏器"。王冰注"移谓移易，变谓变改，皆使邪不伤正，精神复康而内守"。

②祝由：祝，同咒。由，病所从生也。指古代通过祝祷治病的一种方法。现代人认为是最原始的精神疗法。

③眷慕：追求，羡慕。此处有追求的意思。

④外无伸宦之形：伸，屈伸之情。宦，名利之类。此指在外不因追逐名利而劳碌形体。

[语释]

古时治病，只是移易改变病人的精气，使之精神复康而内守，用祝由的方法治病。现在治病就不同了，用药治其内，针石治其外，病有的能治好，有的治不好，为什么呢？这是因为古代人巢居穴处，追逐生存于禽兽之间，用形体运动御寒，居在清凉之处避暑，其内无眷恋思慕以累其精神，其外无追逐名利以劳形体，处于清净无为的环境中，其精气内守，邪气不能深入侵犯，所以患病时既不需要药治其内，也不需要针石治其外。只用祝由方法来改变其精气，就可以治愈。现在的人们不同了，内则忧患扰动情志，外则劳苦伤其形体，又不能顺从四时气候的变化，违反寒暑之所宜，加上贼风数至，虚邪时侵，一旦感受邪气，内则深入五脏骨髓，外则伤害孔窍肌肤，由于精气已虚，所以小病必重，大病必死。祝由是治不好这种疾病的。

（二）中古时期

【原文】《素问·移精变气论》

中古之治病，至而治之，汤液①十日，以去八风五痹②之病，十日不已，治以草苏草荄之枝③，本末为助，标本已得，邪气乃服④。暮世之治病也则不然，治不本四时，不知日月⑤，不审逆从⑥，病形已成，乃欲微针治其外，汤液治其内，粗工凶凶⑦，以为可攻，故病未已，新病复起。

[词解]

①汤液：五谷或药物煎煮的汤液。

②五痹：指皮痹、肌痹、筋痹、脉痹、骨痹。

③治以草苏草荄之枝：药用植物叶、枝、根同用，有相佐的功效。

④标本已得，邪气乃服：指医生诊断与治疗，如果与病情相符，则邪气散而病愈。

⑤不知日月：指不知道色脉与日月相应的变化同疾病的关系。

⑥不审逆从：逆从，指气色有逆从，四时之脉象有逆从，脉与症有逆从。此处指审察不出脉色变化的逆和顺。

⑦粗工凶凶：指技术不高明的医生，草率从事，不能详审病情。

[语释]

中古时侯的医生治病，多在病已发生时治疗，先服汤液十天，以祛除八风五痹之邪，治疗十天病不愈时，再用草的枝叶与根同煎，使之本末相助，邪气消散，病即可愈。后世医生治病就不同了，治病不遵循四时阴阳消长的规律，不懂脉色与日月相应的变化，不审察色脉出现的逆顺，至病已形成，始用微针治其外，汤液治其内。技术不高明的医生，还错误认为可应用攻法，以致原有的疾病没有治好，反而增添了新的疾病。

（三）当今治病

【原文】《素问·汤液醪醴论》

当今之世，必齐①毒药攻其中，镵石②针艾③治其外也。

[词解]

①齐：通剂，调制的意思。

②镵石：指犁头状的砭石。

③艾：此处为用艾叶制成的艾条或艾柱作为灸法而言。

[语释]

现在的人们虽然服了汤液醪醴，但病不一定治好，必须调治药物以治其中，用犁头状砭石、针灸以治其外。

[按语]

通过上古、中古和当今人们治病的方法可以看出治法的演绎，大凡与当时的居住环境、情绪变化、医生诊察脉色的准确程度。以及疾病程度轻重有着密切的关系。这从另一方面也告诫后人，治疗方法也要不断创新和与时俱进。

四、地域差异

（一）东方

【原文】《素问·异法方宜论》

东方之域①，天地之所始生也②，鱼盐之地，海滨傍水，其民食鱼而嗜咸，皆安其处，美其食，鱼者使人热中③，盐者胜血④，故其民皆黑色而疏理⑤，其病皆为痈疡，其治宜砭石。故砭石者，亦从东方来。

[词解]

①域：指一定范围的区域。

②天地之所始生也：张景岳认为"天地之气，自东而升，为阳生之始，故发生之气，始于东方，而在时为春"。

③热中：指热积于中而言。因鱼性热，食多则易致热积于中，而外发痈疡。

④盐者胜血：咸走血，过食咸则血凝。

⑤疏理：指腠理疏松。

[语释]

东方是万物生发之气开始的地方，这个地域生产鱼盐，滨海近水，当地人多吃鱼类而嗜好咸味，安居其处，饮食丰美。但是鱼吃多了易使热积于中，盐吃多了易耗伤血液，该地居民肤色黑而腠理疏松，易患痈疡之类疾病，适用于砭石治疗。所以砭石疗法来于东方。

（二）南方

【原文】《素问·异法方宜论》

南方者，天地之所长养①，阳之所盛处也，其地下，水土弱，雾露之所聚也，其民嗜酸而食胕②，故其民皆致③理而赤色，其病挛痹④，其治宜微针⑤。故九针⑥者，亦从南方来。

[词解]

①长养：指南方地区的自然环境犹如夏气，适宜万物生长。

②胕：同腐，指酵化食品。

③致：致密。

④挛痹：挛，筋脉拘挛。痹，麻木不仁。此处指湿热盛所致之证。

⑤微针：此处泛指九针而言。

⑥九针：镵针、圆针、鍉针、锋针、铍针、圆利针、毫针、长针、大针。

[语释]

南方是万物生长繁殖、阳气盛的地方，其地洼下，水土弱，水湿的蒸发常有雾露集聚，当地人们喜吃酸味和酵化过的食物，皮肤腠理多致密而色赤，易发生筋脉拘挛、麻木不仁之类疾病，这种病宜用微针治疗。所以九针治病的方法，是从南方传来的。

（三）中央

【原文】《素问·异法方宜论》

中央者，其地平以湿，天地所以生万物也众①，其民食杂②而不劳，故其病多痿厥寒热③，其治宜导引按跷④。故导引按跷者，亦从中央出也。

[语释]

①天地所以生万物也众：指地势平坦，气候寒暖适宜，故物产较他地丰富。

②食杂：指食物种类繁多。

③病多痿厥寒热：指食杂则阴阳乖错，其病多寒热。不劳则四肢不强，故其病多痿厥。

④导引按跷：导引，谓摇筋骨，动肢节。按，指抑按皮肉。跷，指捷举手足。

[语释]

中央地区平坦湿润，出产物资众多，人们食品种类繁杂，生活安逸，少于劳动，易发生痿痹厥逆一类疾病，这种病宜用导引按摩治疗。所以导引按摩的治病方法从中央地区传来。

(四)西方

【原文】《素问·异法方宜论》

西方者，金玉之域，沙石之处，天地之所收引也①，其民陵居②而多风，水土刚强，其民不衣③而褐荐④，其民华食⑤而脂肥，故邪不能伤其形体，其病生于内⑥，其治宜毒药⑦。故毒药者，亦从西方来。

[词解]

①天地之所收引也：收，收敛。秋天气候劲急，天地之气自西而降，故云天地之所收引也。

②陵居：指依丘陵而居。

③不衣：王冰注"不衣丝绵之意"。

④褐荐：褐，毛布，古时候称粗布衣服。荐，草席。

⑤华食：华，指鲜美。此指酥酪骨肉之类。

⑥病生于内：指饮食、七情之病生于内。

⑦毒药：王冰注"能攻其病，则谓之毒药……药，谓草本虫鱼鸟兽之类，皆能除病者也"。总括指能除病的药物而言。

[语释]

西方盛产金玉地区，遍地沙石，是自然界收引劲急气候所在的区域，当地人多依山丘而居，其地多风，水土之性刚强，人们不穿丝绵而穿毛布，铺的是草席，饮食非常鲜美，吃的是酥酪骨肉之类，因此身体肥胖，不易受到外邪侵袭，所生之病多由于饮食不调，七情不节而引起，这种病宜用药物治疗。所以用药治病的方法，是从西方传来的。

（五）北方

【原文】《素问·异法方宜论》

北方者，天地所闭藏之域也，其地高陵居，风寒冰冽，其民乐野处而乳食①，脏寒生满病②，其治宜灸焫③。故灸焫者，亦从北方来。

[词解]

①其民乐野处而乳食：指经常在野外住宿而以牛羊乳为主食的游牧生活。

②脏寒而生满病：指气候寒冷，久居野外，故易内脏受寒而生胀满之类疾病。

③灸焫：即现代之灸法。

[语释]

北方是气候寒冷闭藏的地域，地势偏高，人们以丘陵而居，气候寒冷冰冽，其民也喜欢在外住宿，吃的是牛羊乳汁，因而内脏受寒而生胀满之类疾病，宜用灸法治疗。所以艾灸治病的方法是从北方传来的。

[按语]

强调临证之时，应遵因人、因地制宜的治疗原则，因此，古人明确指出地理、气候、物质生活及体质的差异，分别列举砭石、毒药、灸焫、微针、导引按跷等五种治疗的方法。综合而言，杂合以治，各得其所宜，故治所以异而病皆愈者，得病之情，知治之大体也。这种辨证的思维既有科学的内涵，又反映必须懂得得病之情，才能达到治各得其宜的真谛。

五、方药真谛

（一）组方原则

【原文】《素问·至真要大论》

主病之谓君，佐君之谓臣，应臣之谓使，非上中下三品之谓也。

[语释]

针对疾病起主要作用的药物为君药；协同加强君药功效的为臣药，协助君药更好发挥作用的药物为佐药；协调诸药功效的药物为使药，或者指引经药。此处上中下三品非《神农本草经》所指三品。

【原文】《素问·至真要大论》

君一臣二，奇①之制也；君二臣四，偶②之制也；君二臣三，奇之制也；君二臣六，偶之制也。故曰：近者奇之，远者偶之，汗者不以奇，下者不以偶。补上治上制以缓③，补下治下制以急④，急则气味厚，缓则气味薄，适其至所，此之谓也。

[词解]

①奇：单数。

②偶：双数。

③缓：药力缓和。秦伯未认为"病在上焦，药力宜缓"。

④急：药力峻利。秦伯未认为"病在下焦，药力宜急"。

[语释]

君一臣二，合而为三，是阳奇之制。君二臣四，合而为六，是阴偶之制。奇数之大，则君二臣三，亦奇之制也。偶数之大，则君二臣六，以偶之制也。品数少而分量多，故曰君。品数多而分量少，故为臣。方之奇偶，因病远近为用，故近者奇之，远者偶之。近病为阳，宜用奇方，远病为阴，宜用偶方。发汗为阳，攻下为阴。汗则从阴出阳，地气升而为云为雨，故汗以偶不以奇；下从阳入阴，天气降而能泻能输，故下以奇不以偶。治之缓急，因病上下以为用，病在上宜补上治上，制方以缓；病在下，宜补下治下，制方以急。制以急，气味宜厚，气味厚，能下行。制以缓，气味薄，能上行。总之，治有轻重，适其病至之所，即此缓急厚薄之谓也。

【原文】《素问·六微旨大论》

出入废①则神机化灭，升降息则气立孤危。故非出入，则无以生长壮老已；非升降，则无以生长化收藏。是以升降出入，无器②不有。故器者生化之宇，器散③则分之，生化息矣。故无不出入，无不升降。化有小大，期有近远，四者之有，而贵常守，反常则灾害至矣。故曰：无形无患。此之谓也。

[词解]

①废：废有多种含义，一是舍弃、停止、罢黜；二是荒芜；三是无用的或失去效用；四是沮丧。此处指失去功效。

②器：黄元御认为"器即物也，天地人物皆物也，即皆器也"。

③散：本义分开也。

[语释]

根于中者命曰神机，神去则机息；根于外者命曰气立，气止则化绝，不生化者，犹之出入废则神机化灭，升降息则气立孤危。出入者，往来无穷之义，故非出入，则天下动物无以生长壮老。升降者，上下无方之义，故非升降，天下植物无以生长化收藏。凡有形者，谓之器。人与万物生于天地之中，皆属有形，均谓之器。是以升降出入，无器不有。故器者生化之宇，宇犹居也。聚者成器，器散则分，分之者，阳归于天，阴归于地。分化则是化生息矣。故万物无不有此出入，无不有此升降，但其中化生有大小，死期有远近。小化为蜉蝣，期之近也，大化为千百岁，期之远也。小大远近，四者皆有，贵于常守，常守则生，反之则灾害至，不能生矣。凡属有形，必患其败，故曰无形无患，即此不生化之谓也。

[按语]

据查历代医家组方有三个主要流派，一是君、臣、佐、使；二是升、降、开、合；三是主、辅、助、引。前二者均来自《素问》，后者出自李东垣，三者各有所长。可惜对后二者论述不多，唯有南京张简斋先生对此论述既精且详，避免了用药时的各种偏激的弊端。

（二）一般治则

【原文】《素问·至真要大论》

寒者热之，热者寒之，微者逆之，甚者从之，坚者削之，客者除之，劳者温之，结者散之，留者攻之，燥者濡之，急者缓之，散者收之，损者益之，逸者行之，惊者平之，上之下之，摩之浴之，薄之劫之，开之发之，适事为故。

[语释]

一般治疗方法：寒证用热药，热证用寒药，病轻用单纯的逆治，病重而复杂用从治。在症状方面，坚实的用削伐法，外邪初客用祛除法，劳伤者用温养法，凝结的用消散法，停滞的用攻泻法，干燥的用滋润法，拘急的用舒缓法，耗散的用收敛法，亏损的用补益法，安逸的用运行法，惊惕的用平镇法。不论上行、下降、按摩、水浴、迫击、劫夺、开破、发散等，均应按照病情选用适当的治疗方法。

[按语]

病有简单与复杂,其治疗也要多种多样,进而说明治病既要有原则性,又要有灵活性,尽量做到因势利导,方能解除病人疾苦。

(三)六淫用药

【原文】《素问·至真要大论》

风淫于内,治以辛凉,佐以苦,以甘缓之,以辛散之。热淫于内,治以咸寒,佐以甘苦,以酸收之,以苦发①之。湿淫于内,治以苦热,佐以酸淡,以苦燥之,以淡泄之。火淫于内,治以咸冷②,佐以苦辛,以酸收之,以苦发之。燥淫于内,治以苦温,佐以甘辛,以苦下③之。寒淫于内,治以甘热,佐以苦辛,以咸泻之,以辛润之,以苦坚之。

[词解]

①发:古代有多种解释,主要有起也,越也,开也,进也,明也,举也等。此处指发散。

②冷:寒也。

③下:古代有多种解释,主要有底也,落也,降也。此处指制也。

[语释]

风淫侵入木气胜,金能平之,故治以辛凉,但其辛凉太过,佐以苦,若辛凉不及佐以甘。这是因为苦胜金而甘生金的缘故。热淫侵入火气胜,水能平之,故治以咸寒,但其咸寒太过,佐以甘苦,咸寒不及佐以苦,这是因为甘胜水而苦助寒的缘故。火气急而虚,则以酸收之,火生于木,补其母也。湿淫侵入土气胜,湿为阴,治以火味之苦热,苦热不及佐以酸,苦热太过佐以淡。火淫入侵热气胜,水能平之,故治以咸冷。咸冷太过佐以苦;咸冷不及,佐以辛。这是因为苦味生土,能制其水,而辛也能生水。

燥淫入侵金气胜，火能平之，故治以苦温。苦温太过，佐以甘辛，这是因为甘生金。苦温不及，以苦制之。寒淫侵入，水气胜，土能平之，火能温之，故治以甘热，甘热太过，佐以苦辛，这是因为苦寒而助水，金能生水的缘故。若甘热不及，水气犹盛，以咸泻之。

［按语］

六淫是指能够致病的六种异常气候。在治疗中，医生要根据脏腑生克的关系来拟定主药和辅助药物，使之邪去正安。

（四）以情胜情

【原文】《素问·阴阳应象大论》

东方在脏为肝，在志为怒。怒伤肝，悲胜怒。南方在脏为心，在志为喜。喜伤心，恐胜喜。中央在脏为脾，在志为思。思伤脾，怒胜思。西方在脏为肺，在志为忧。忧伤肺，喜胜忧。北方在脏为肾，在志为恐。恐伤肾，思胜恐。

［语释］

东方在脏为肝，在情志为怒。怒可伤肝，但悲可以抑制怒。南方在脏为心，在情志为喜。喜可以伤心，恐惧可以抑制喜乐。中央在脏为脾，在情志为思。思虑可以伤脾，怒可以抑制思。西方在脏为肺，在情志为忧。忧能伤肺，喜可以抑制忧。北方在脏为肾，在情志为恐。恐能伤肾，思可以抑制恐。

［按语］

七情指人的喜、怒、忧、思、悲、恐、惊七种情志活动。若情志过激，就会引起多种病症，内伤脏腑，导致脏腑功能异常。均可按五行生克的相互关系，因势利导予以治疗。然其核心则总统于心，"心动则五脏六腑皆摇"是也。恢复心藏神而定神明的生理功能是至关重要的。我认为从某种意义上讲，这段经文是心理疗法之始祖。

（五）孕妇用药

【原文】《素问·六元正纪大论》

妇人重身①，毒②之何如？有故无殒③，亦无殒也。愿闻其故？大积大聚，其可犯也，衰其大半而止，过者死。

[词解]

①重身：指孕妇也。

②毒：指峻利药也。

③殒：伤也。

[语释]

妇人怀孕时应当如何使用峻利之药呢？而且孕妇患了该用峻利药物治疗的疾病，服用后既对母体没有伤损，也对婴儿没有伤害。这是什么道理？因为大积大聚的疾病是可以用峻利的药物来治疗，但当疾病治好一半时，就要停药，若用药太过，就会造成死亡。

[按语]

妊娠用药，仍应遵照经云，大毒治病，十去其六是也。若过用则会伤及母子，慎之慎之。

六、病后食养

（一）常规之矩

【原文】《素问·五常政大论》

病有久新，方有大小，有毒无毒，固宜常制矣。大毒治病，十去其六，常毒治病，十去其七，小毒治病，十去其八，无毒治病，十去其九，谷肉果菜，食养尽之，无使过之，伤其正也。不尽，行复如法。必先岁气，无伐天和。无盛盛，无虚虚，而遗人夭殃。无致邪，无失正，绝人长命。

[语释]

病有久新，方有大小，因病处方，应当注意有毒无毒之药，要守其常制。大毒治病，十去其六而止；常毒治病，十去其七而止；小毒治病，十去其八而止；无毒治病，十去其九而止。除服药之外，更要兼顾谷肉果菜以养之，使病尽除去。毒药攻邪，中病即止，不可伤其正。谷肉果菜，养之而病不尽，复欲治之，行如前法。必须了解岁气的太过不及，无过用毒药则伐其天和，太过而补，是盛盛也。不及而消，是虚虚也。不知虚虚实实必会殃人性命。盛盛则致邪，虚虚则失正，故无致邪，无失正而绝人命，怎么可以这样治病呢？

（二）五脏之养

【原文】《素问·脏气法时论》

肝色青，宜食甘，秔①米牛肉枣葵皆甘。心色赤，宜食酸，小豆犬肉李韭皆酸。肺色白，宜食苦，麦羊肉杏薤皆苦。脾色黄，宜食咸，大豆豕肉栗藿皆咸。肾色黑，宜食辛，黄黍鸡肉桃葱皆辛。辛散、酸收、甘缓、苦坚、咸耎。毒药②攻邪，五谷③为养，五果④为助，五畜⑤为益，五菜⑥为充，气味合而服之，以补精益气。

[词解]

①秔：同粳米，是一种粘性较小的稻谷。

②毒药：指治病的药物。

③五谷：指粳米、小豆、麦、大豆、黍。

④五果：指桃、杏、李、栗、枣。

⑤五畜：指牛、羊、豕、犬、鸡。

⑥五菜：指葵、藿、薤、葱、韭。

[语释]

肝合青色，宜食甘味，粳米、牛肉、枣、葵均属味甘；心合赤色，宜食酸味，小豆、狗肉、李子、韭菜均属酸味；肺合白色，宜食苦味，小麦、羊肉、杏、薤均属苦味；脾合黄色，宜食咸味，大豆、猪肉、板栗、藿均属咸味；肾合色黑，宜食辛味，黄黍、鸡肉、桃、葱均属辛味。五味的功用，辛味发散，酸味收敛，甘味缓急，苦味坚阴，咸味软坚。凡药攻逐病邪，五谷充养五脏之气，五果帮助五谷养人，五畜补益五脏，五菜充养脏腑。这五类食物含有辛、酸、甘、苦、咸的不同气味，对脏腑发挥补益功效。

[按语]

《黄帝内经》明确告诫医者在临证之时，既要根据病情的不同，采用大小方剂，又要根据四时的变化应时为之；同时在治疗疾病的时候，还要予以植物或动物之类的食品调理和滋养。

病能篇

提要

"能"有两种解释,一是指机能,就是言病理的机转;二是"能"字与"态"字相通,指疾病的症状,所以病能既包括疾病的转机,又能反映疾病的症状。诚如《阴阳应象大论》所云:"此阴阳更胜之变,病之形能也。"本篇主要是扼要论述外因的六淫,内伤七情所致的疾病以及有关风、厥、疟疾、咳、喘、肿、胀、痹、痿、痈疽疮疡等概况,所有这些对于指导临床颇有裨益。

一、病能总纲

【原文】《素问·举痛论》

余知百病生于气[①]也,怒则气上,喜则气缓,悲则气消,恐则气下,寒则气收,炅则气泄,惊则气乱,劳则气耗,思则气结,九气不同,何病之生?怒则气逆,甚则呕血及飧泄[②],故气上矣。喜则气和志达,荣卫通利,故气缓矣[③]。悲则心系急,肺布叶举[④],而上焦不通,营卫不散,热气在中,故气消矣。恐则精却[⑤],却则上焦闭,闭则气还,还则下焦胀,故气下行矣。

寒则腠理闭，气不行，故气收矣⑥。炅则腠理开，营卫通，汗大泄，故气泄。惊则心无所倚，神无所归，虑无所定，故气乱矣。劳则喘息汗出，内外皆越，故气耗矣⑦。思则心有所存，神有所归，正气留而不行，故气结矣。

[词解]

①百病生于气：张景岳认为"气之在人，和则为正气，不和则为邪气，凡表里虚实，逆顺缓急，无不因气而至，故百病皆生于气"。

②怒则气逆，甚则呕血及飧泄：怒伤肝则肝气上逆，血随气逆，故甚则呕血。肝气横逆，克乘脾土，故为飧泄。

③喜则气和志达，营卫通利，故气缓矣：气脉和调，故志畅达，营卫通利，故气徐缓，然喜甚则气过于缓，神散而不藏。

④肺布叶举：布，张也。举，起也。因此，张志聪注"肺脏布大，而肺叶上举"。

⑤精却：却，退也。指精气退缩的意思。

⑥寒则腠理闭，气不行，故气收矣：腠，为津液渗泄之所。理，谓文理逢会之中。闭，为密闭。气，为卫气。行，谓流行。收，谓收敛也。

⑦劳则喘息汗出，内外皆越，故气耗矣：人有劳役，则气动而喘息，其汗必出于外。这是因为喘则内气越，汗出则外气越，故气以之而耗散。

[语释]

我知道许多疾病的发生，均是由气机失调而引起的，如暴怒则气上逆，喜则气舒缓，悲哀则气消沉，恐惧则气下却，寒冷则气收敛，火热则气外泄，受惊则气紊乱，过劳则气耗散，思虑则气郁结，这九种气的变化各不相同，会产生怎么样的疾病？大怒则肝气上逆，血随气逆则呕血，或肝气乘脾发生飧泄，所以说是气上。喜则气和顺而志畅达，营卫之气通利，所以说是气缓。悲哀太过则心系急迫，但悲为肺志，悲伤则肺叶张举，上焦随之闭塞不通，营卫之气得不到布散，热气郁闭于中而耗损肺气，所以说是气消。

恐惧伤肾则使精气下却,精气下却则升降不交,故上焦闭塞,上焦闭塞则气还归于下,气郁于下则下焦胀满,所以说是气下行。寒冷之气侵袭人体,则腠理闭密,营卫之气不得畅行而收敛于内,所以说是气收。火热之气能使人腠理开放,汗液大量外出,致使气随津泄,所以说是气泄。受惊则心悸动无所依附,神志无所归宿,思虑无所决定,所以说是气乱。劳役过度则气动喘息,汗出过多,喘则内气越,汗多则外气越,内外之气皆泄越,所以说是气耗。思则精力集中,心有所存,神归一处,以致正气留结而不运行,所以说是气结。

[按语]

"气"既是一种能量,又是一种物质。从哲学的角度而论,"血"是有形的物质,"气"则是一种充满在血液里的最细微、肉眼看不到的物质,能改善血液的功能和帮助血液的正常运行。正因为如此,中医治病十分重视"气"的概念。秦伯未先生先后从病理和治则两个方面作过较为完整的论述。病理方面提出气并(气偏着于一处)、气迫(五脏之气相迫为病)、气逆(气上行而不顺)、气反(病气相反)、气淫(五脏之气内相侵犯)、气绝(生气灭亡)。后世根据气的变化增添了"气滞""气壅""气郁""气积""气聚""气闭"等,并且从病症学方面提出了"气中""气厥""气膈""气胀""气臌""气水""气呃""气极""气淋""气痔""气秘""气瘿""气瘤""气疝"等名称。另一方面在治疗上,先后提出了"理气和血""行气逐瘀""血脱益气""祛寒活血""清热凉血"等。总之,有关气与血的密切关系是中医基础理论之一,需要进一步的深入探讨。

【原文】《灵枢·百病始生》

百病之始生也,皆生于风雨寒暑,清湿喜怒①。喜怒不节则伤脏②,

风雨则伤上③，清湿则伤下④。三部之气，所伤异类，愿闻其会。三部之气各不同，或起于阴，或起于阳⑤，请言其方⑥。喜怒不节，则伤脏，脏伤则病起于阴也；清湿袭虚，则病起于下；风雨袭虚，则病起于上，是谓三部。至于其淫泆，不可胜数。

[词解]

①风雨寒暑，清湿喜怒：湿从地起，雨从上下，其性虽同，生病各异；寒生于外，清发于内，性是一物，起有内外，所病亦有不同；喜者阳也，怒者阴也，此病之起也。

②喜怒不节则伤脏：喜怒过分则伤神，神伤则内伤五脏。

③风雨则伤上：风雨袭虚，阴邪在表，故起于上。

④清湿则伤下：清湿从尻脚而上，故为下部之气。

⑤或起于阴，或起于阳：起于阴，谓背胻及尻；起于阳，谓面与项膺背及胁。

⑥方：指主方之意。

[语释]

各种疾病开始发生，都是由于风雨寒暑，清湿喜怒，内外各因所致。喜怒不节，会伤内脏；外感风雨，会伤人体上部；感受湿冷，会伤下部；上中下三部之气，所伤于人各不相同，请讲清其中相通的道理。三部之气各不相同，有的病起于背胻及尻，有的病起于面膺背胁，他们的道理是喜怒没有节制，病起于内部；清湿乘虚袭人筋骨，则病起于下部；风雨乘虚袭人肌表，则病起于上部。这是百病始生的三个重要部位，当病邪逐渐深入，那么发生的病症则不可以数计。

【原文】《灵枢·百病始生》

余固不能数①，故问于天师，愿卒闻其道。风雨寒热不得虚，故邪不能独伤人。卒然逢疾风暴雨而不病者,盖无虚,故邪不能独伤人。此必因虚邪之风,与其身形,两虚相得,乃克其形。两实相逢,众人肉坚。其中于虚邪也,因于天时,与其身形,参以虚实②,大病乃成。气有定舍,因处为名,上下内外,分为三员。

[词解]

①固不能数:固与故通,犹困也。数,计也。

②参以虚实:参,合也。虚者,形虚也。实者,邪气盛实也。两者相合,故大病成也。

[语释]

我因为不能计其病名,希望天师能详尽解释其中的道理。风雨寒暑,不得虚邪之气,不能单独伤人,有人突然遇到疾风暴雨,但不发生什么疾病,这大多数是没有虚邪,不能伤人的缘故。疾病的形成,必因虚邪贼风,与人体形体素虚,两虚相感,病邪才能侵入人体为害。若气候正常,体质强健,这是两实相逢,加之皮肉坚实,虚邪不能侵害。如为虚邪所害,那一定是天时不正之气以及形体虚弱,两者结合才形成大病。气有主里主表之处,按照邪气停留的部分,给以名称,有上下内外分为三部。

【原文】《灵枢·百病始生》

虚邪之中人也,始于皮肤,皮肤缓则腠理开,开则邪从毛发入,入则抵深,深则毛发立,毛发立则淅然①,故皮肤痛。留而不去②,则传舍③于络脉,在络之时,痛于肌肉,其痛之时息,大经④乃代。留而不去,传舍于经,在经之时,洒淅喜惊。留而不去,传舍于输⑤,在输之时,六经不通⑥,则四肢肢节痛,背脊乃强⑦。留而不去,传舍于伏冲之脉⑧,在伏冲之脉时,体重身痛。留而不去,传舍于肠胃,在肠胃之时,贲响⑨腹胀,多寒则肠鸣飧泄,食不化,多热则溏出糜⑩。留而不去,传舍于肠胃之外,募原⑪之间，留著于脉⑫，稽留而不去，息⑬而成积或著孙络，或著络脉，或著输脉⑭，或著于伏冲之脉，或著于膂筋⑮，或著于肠胃之募原，上连于缓筋⑯，邪气淫泆，不可胜论。

[词解]

① 淅然：指寒貌。

② 去：同除。

③ 传舍：比喻邪气传络、传经、传输等，如同旅人之过客舍也。

④ 大经：指经脉。

⑤ 传舍于输：指足太阳脉。

⑥ 六经：指手之六经，即手太阴经、手阳明经、手少阴经、手太阳经、手厥阴经、手少阳经。

⑦ 强：指硬直，屈伸困难。

⑧ 伏冲之脉：张志聪认为"伏冲者，伏行腹内之冲脉"。

⑨ 贲响：杨上善认为"虚起貌"。

⑩ 多热则溏出糜：糜，指糜烂。溏出糜，此指肠垢赤白滞下之状。

⑪ 募原：指肠外的脂膜。

⑫ 脉：指募原内的细络。

⑬ 息：止也。

⑭ 输脉：杨上善认为"输脉者，足太阳脉，以管五脏六腑之输，故曰输脉"。

⑮ 膂筋：指肠后脊膂之筋也。

⑯ 缓筋：指宗筋。

[语释]

虚邪伤害人体，开始侵入皮肤，皮肤腠理开泄，则邪气从毛发入，侵入后到达深部，就会促使毛发竖起，感觉寒栗，皮肤痛，邪气留而不除，会传入络，邪在络就会肌肉作痛，如疼痛止时，经脉就会代受其邪；留滞不除，就会传入于经，感觉寒栗恶冷，多惊；滞留不除，就会传入输脉，手之六经为之不通，四肢疼痛，背脊不能屈伸；滞留不除，就会传入伏冲之脉，发生体重疼痛；滞留不除，就会传入胃肠、腹部，腹部虚起胀满，多寒会发生肠鸣泄泻，完谷不化，多热便溏，赤白相兼；滞留不除，就会传入募原之间，留着于募原细络之中；滞留不除，就会停在这里成为积块。总而言之，邪气侵入人体或留孙络，或留络脉，或留经脉，或留输脉，或留伏冲之脉，或留脊膂之筋，或留于肠胃之募原，或留于宗筋，邪气泛滥在体内，变化多端，不可能说得很完全。

[按语]

百病始生，一是有外感与内伤之分，复有上中下之别，简单而论，虚邪之风与其身形之虚，两虚相得，乃客其形，从而出现繁杂的症候群。然而，要点是有风雨寒暑，清湿喜怒，无不与皮肤、经脉、胃肠、募原等由表及里，进而演变五脏之病的始生，医者宜详审之。

二、四逆纲要

【原文】《素问·四气调神大论》

阴阳四时①者，万物之根本也，所以圣人春夏养阳，秋冬养阴②，以从其根，故与万物沉浮于生长之门③。逆其根，则伐其本，坏其真矣。故阴阳四时者，万物之终始也，死生之本也。逆之则灾害生，从之则苛疾④不起，是谓得道。

[词解]

①四时阴阳：指春、夏、秋、冬，春夏属阳，秋冬属阴，阴阳之气随四季的变化而消长，故称四时阴阳。

②春夏养阳，秋冬养阴：春夏之时，蓄养阳气，秋冬之时，蓄养阴气。因为春夏外界阳盛，自然万物处于生发盛长阶段。逆春气则少阳不升，逆夏气则太阳不长，人体必养阳气，方能与万物生长之势相应。秋冬外界阴盛，自然万物处于收敛潜藏的阶段。逆秋气则太阴不收，逆冬气则少阴不长，人体必养阴气，方能与万物收敛之气相应。所谓养阳，即养身，养长之道；所谓养阴即养收、养藏之道。

③沉浮于生长之门：沉浮，指随着生长收藏的规律而运动。生长之门，即指生命活动，生长收藏的途径。

④苛疾：指重病。

[语释]

四时阴阳的变化，是万物生命的根本，圣人告诫春夏养阳气以适应生长的需要，秋冬养阴气以适应收藏的需要。顺从这个规律，就能与万物一样，在生、长、收、藏的生命过程中运动发展。违逆这个规律就会戕伐生命力，破坏真元之气。因此，阴阳四时是万物的终始，是盛衰存亡的根本，违逆就会产生灾害，顺从不会发生重病，可谓是懂得养生之道。

【原文】《素问·四气调神论》

逆春气，则少阳不生①，肝气内变。逆夏气，则太阳不长，心气内洞②。逆秋气，则太阴不收，肺气焦满③。逆冬气，则少阴不藏，肾气独沉④。

[词解]

①少阳、太阳、太阴、少阴：一年四季中，少阳代表春令的阳气，太阳代表夏令的阳气，太阴代表秋令的阴气，少阴代表冬令的阴气，由此可见，用少阳、太阳、太阴、少阴直接解释脏腑经络相应的联系。

②心气内洞：洞，中空。指心气内虚之义。

③肺气焦满：指肺热叶焦，形容肺气被火邪灼伤，满指胸中满胀，肺

④肾气独沉：张景岳认为"沉者，沉于下。肾气不蓄，则注泻沉寒等病生矣"。

[语释]

违逆春生之气，少阳不生发，导致肝气内郁而发生病变。违逆夏长之气，太阳不能盛长，导致心气内虚。违逆秋收之气，太阴不能收敛，导致肺热叶焦而胀满。违逆冬藏之气，少阴不能潜藏，导致肾气不蓄，出现注泻等疾病。

[按语]

四时阴阳，要顺从自然气候的变化，违反则会导致诸多疾病的发生，因此，对于这种自然现象，必须重视"春夏养阳，秋冬养阴"的科学内涵。

三、六淫致病

【原文】《素问·生气通天论》

因于寒，欲如运枢，起居如惊，神气乃浮①。因于暑，汗，烦则喘渴，静则多言，体若燔炭②，汗出而散。因于湿，首如裹③，湿热不攘④，大筋緛短，小筋弛长⑤，緛短为拘⑥，弛长为痿。因于气（风），为肿。四维相代，阳气乃竭⑦。

[词解]

①欲如运枢，起居如惊，神气乃浮：欲，指应该。运枢，指阳气在内运动而不外泄。起居如惊，指起居猝急而不能谨慎地避免寒气。浮，浮越于外。

②体若燔炭：燔，焚烧。形容高烧如炭灼烧一样。

③首如裹：头部沉重如物蒙裹不爽，是湿困清阳的一种表现。

④攘：排除。

⑤大筋緛短，小筋弛长：緛，收缩。弛，同弛，松弛。指大小诸筋缩短或弛长。

⑥拘：指踡缩不伸而拘挛。

⑦四维相代，阳气乃竭：指四种邪气（寒、暑、湿、风）维系不离，相互更代伤人，就会促使阳气倾竭。

[语释]

因于寒，阳气应如门轴运转活动于体内。若起居猝急，扰动阳气，易使神气外越。因于暑，汗多烦躁，口渴而喘，安静时多言多语，若高热则身如炭火烧灼一样，一经汗出，热邪散去。因于湿，头部如有物蒙裹一样沉重，湿热不能排除，则会伤害大小诸筋，出现短缩或弛纵，短缩成拘挛，弛纵成痿弱。因于气（风），常导致浮肿。以上四种邪气维系缠绵不离，相互更代伤人，进而出现阳气倾竭的现象。

[按语]

四邪伤人，各有特征，这些特征无不与阳气的盛衰有关，因此，在治疗中要处处护好阳气。

四、阴阳顺逆

【原文】《素问·生气通天论》

阳气者，若天与日，失其所，则折寿而不彰①。故天运②当以日光明，是故阳因而上，卫外者也。苍天之气③清净，则志意治④，顺之则阳气固，虽有贼邪弗能害也⑤，此因时之序。故圣人抟⑥精神，服⑦天气，而通神明⑧。失之则内闭九窍，外壅肌肉，卫气散解，此谓自伤，气之削⑨也。

[词解]

①失其所，则折寿而不彰：所，指位次而言。不彰，指生命机能不能彰着，

不明显。即指阳气失去应有的位次，就会折损寿命，生命的机能也会微弱。

②天运：指天体的运行。

③苍天之气：指天气。张景岳认为"天色深玄，故曰苍天"。

④治：指调畅平和。

⑤贼邪：泛指外界致病的因素。

⑥抟：古字"专"，在此处作专一解。

⑦服：服从，顺应。

⑧神明：这里指阴阳不测之机。

⑨削：削弱。

[语释]

人体的阳气像太阳一样重要，假若阳气失去正常的位次而不能发挥其重要作用，人就会减损寿命，甚者夭折，生命机能亦微弱不足。天体的正常运行，是因太阳的光明普照而显现，而人的阳气也是应在上在外，起到保护身体，抵御外邪的功用。苍天之气清净，人的精神相应调畅平和，顺应天气变化，就会阳气固密，虽有贼风邪气，也不能加害于人，这是适应时序阴阳变化的结果。所以圣人能够专心致志，顺应天气，而通达阴阳变化之理。如果违背这个适应天气的原则，就会内使九窍不通，外使肌肉壅塞，卫气涣散不固，这是因为人们不能适应自然的变化所致，称为自伤，阳气也会因此受到削弱。

[按语]

阳气是人体的动力，随着四季的变化有盛有衰，影响脏腑经络的正常运行。人类只有随着自然界大循环的变化而适应之，否则将会出现顺与逆。顺者康健，逆者百病丛生。

五、脏腑诸病

（一）五脏热病

【原文】《素问·刺热篇》

肝热病者，先小便黄，腹痛多卧①身热。热争则狂言及惊，胁满痛，手足躁，不得安卧②，庚辛甚，甲乙大汗③，气逆则庚辛死④。心热病者，先不乐，数日乃热。热争则卒心痛，烦闷善呕，头痛面赤无汗⑤，壬癸甚，丙丁大汗，气逆则壬癸死。脾热病者，先头重颊痛，烦心颜青，欲呕身热⑥，热争则腰痛不能俯仰，腹满泄，两颔痛⑦，甲乙甚，戊己大汗，气逆则甲乙死。肺热病者，先淅然厥，起毫毛，恶风寒，舌上黄，身热⑧。热争则喘咳，痛走胸膺背，不得大息，头痛不堪，汗出而寒⑨，丙丁甚，庚辛大汗，气逆则丙丁死。肾热病者，先腰痛，胻⑩痠，苦渴数饮身热⑪。热争则项痛而强，胻寒且痠，足下热，不欲言⑫，其逆则项痛员员淡淡然⑬，戊己甚，壬癸大汗，气逆则戊己死。

[词解]

①腹痛多卧：吴昆认为"肝脉抵少腹，故腹痛，肝主筋，筋痿故多卧"。

②不得安卧：是因肝热而手足躁扰，故不能安卧。

③庚辛甚，甲乙大汗：庚辛为金，金克木，故肝病逢庚辛则病重。

④气逆则庚辛死：气逆指因病重而正气逆乱，又逢庚辛日，木受金克，故死。

⑤头痛面赤无汗：头为精明之府，邪不易犯，热与心气分争，故头痛面赤，汗为心之液，心热则液亡，故无汗。

⑥欲呕身热：足太阴注心中，故心烦；足阳明下膈属胃络脾，故欲呕，身热，腹满泻也。

⑦两颔痛：阳明脉循颐后下廉出大迎，故两颔痛。

⑧舌上黄，身热：肺热入胃，胃热上升，故舌上黄而身热。

⑨汗出而寒：热邪在肺，则皮毛不敛，故汗出而寒。

⑩骺：指胫上端。

⑪苦渴数饮身热：肾之脉，上贯肝膈入肺，循喉咙侠舌本，故苦渴数饮身热。

⑫不欲言：指邪争于中，则不欲言。

⑬淡淡然：淡，《广韵》水貌也。淡淡，水摇动荡貌。此处形容头项动摇不定。

[语释]

肝生热病，先出现小便黄、腹痛、多卧、身发热等症。热邪入脏，与正气相争，则狂言惊骇，胁部满痛，手足躁动不得安卧，逢庚辛日因木受金克而病重，逢甲乙木旺时便大汗出而热退。若病重，正气逆乱，将在庚辛日死亡。心生热病先觉心中不快，数日后开始发热。热邪入脏与正气相争，则突然心痛、烦闷、时呕、头痛、面赤、无汗，逢壬癸日火受水克而病重，若逢丙丁火旺时，便大汗出而热退。若病重，正气逆乱，将在壬癸日死亡。脾生热病，先感觉头重、面颊痛、心烦、额部发青、欲呕、身热。热邪入脏与正气相争，则腰痛不能俯仰，腹胀满而泄泻，两颔疼痛，逢甲乙木旺，土受木克而病重，若逢戊己日土旺，便大汗出而热退。若病重，而正气逆乱，将在甲乙日死亡。肺生热病，先感觉体表渐渐寒冷、毫毛树立、畏恶风寒、舌发黄、全身发热。热邪入脏与正气相争，则气喘咳嗽，疼痛窜走于胸膺背部，不能叹息，头痛厉害，汗出而恶寒，逢丙丁火旺，因金受火克而病重，逢庚辛金旺时，便大汗出而热退，病重正气逆乱，将在丙丁日死亡。肾生热病，先觉腰痛和小腿发酸、口渴频频饮水、全身发热。热邪入脏与正气相争，则项痛而强直，小腿寒冷酸痛，足心发热，不能言语。逢戊己而木旺，水受土克而病重，逢壬癸日水旺便大汗出而热退，病重正气逆乱，将在戊己日死亡。

[按语]

以上五节论述了五脏热病的发病规律，并根据五行生克推断疾病的预后，对于今人来说，仍然有指导意义。特别是文中提到"先病""热争""气逆"，这三个阶段往往是医者掌握好正邪相争的转变规律，进而因势利导，促进邪去正复。

（二）六经热病

【原文】《素问·热论》

人之伤于寒也，则为热病，热虽甚不死；其两感①于寒而病者，必不免于死。

伤寒一日，巨阳②受之，故头项痛腰脊强。二日阳明受之，阳明主肉，其脉挟鼻络于目，故身热③目痛而鼻干，不得卧也。三日少阳受之，少阳主骨，其脉循胁络于耳，故胸胁痛而耳聋。三阳经络皆受其病，而未入于脏者，故可汗而已④。四日太阴受之，太阴脉布胃中络于嗌⑤，故腹满而嗌干。五日少阴受之，少阴脉贯肾络于肺，系舌本，故口燥舌干而渴。六日厥阴受之，厥阴脉循阴器而络于肝，故烦满而囊缩⑥。三阴三阳，五脏六腑皆受病，荣卫不行，五脏不通，则死矣。

[词解]

①两感：指相为表里的阴阳二经同时受病。

②巨阳：指太阳。此处为统帅诸阳。张景岳认为"太阳为六经之长，统摄阳分，故诸阳皆其所属"。

③身热：伤寒多发热，而此处身热尤甚。

④故可汗而已：三阳经络皆受邪而发病，病在形体之表，尚未入里入阴，故可发汗而病愈。

⑤嗌：指咽喉。

⑥烦满而囊缩：心中烦闷而阴囊收缩。

[语释]

人感受寒邪以后，就会发热，发热虽重，不会死亡；如果阴阳二经，表里同时感受寒邪而同时发病，就难免于死亡。一般而论伤寒一日，为太阳经感受寒邪，其经从头下项，挟脊抵腰中，症见头项痛，腰脊强直不舒。二日阳明受病，主肌肉，其经脉挟鼻络于目，下行入腹，症见身热目痛而鼻干，不能安卧。三日少阳受病，少阳主胆，其经脉循胸胁而上络于耳，症见胸胁痛而耳聋。三阳经络皆受病，尚未入里入阴，均可发汗而愈。四日太阴受病，其经脉散布于胃中，上络于咽喉，症见腹中胀满而咽喉干。五日少阴受病，其经脉贯肾络肺，上系舌本，症见口燥舌干而渴。六日厥阴受病，其经脉环阴器而络于肝，症见烦闷而阴囊收缩。如果三阴三阳和五脏六腑均受病，导致营卫不能运行，五脏之气不通，人就会死亡。

[按语]

本条指出六经热病典型的临床症状，传变规律，一般治疗及其预后的判断等论述，迄今仍为指导寒邪侵犯体表及内脏的重要依据。也是汉代医家张仲景编撰《伤寒杂病论》的原始理论根据。

六、四海生死

【原文】《灵枢·海论》

人有髓海，有血海，有气海，有水谷之海，凡此四者以应四海也。气海有余者气满胸中，悗息①，面赤②；气海不足，则气少不足以言。血海有余，则常想其身大，怫然不知其所病③；血海不足，亦常想其身小，狭然④不知其所病。水谷之海有余，则腹满；水谷之海不足，则饥不受谷食。髓海有余，则轻劲多力，自过其度⑤；髓海不足，则脑转耳鸣，胫痠眩冒⑥，目无所见，懈怠安卧。审守其输而调其虚实，无犯其害，顺者得复，逆者必败。

[词解]

①悗息：悗，同闷等。指呼吸急促。

②面赤：气上冲面，阳脉盛也。

③怫然不知其所病：杨上善认为"怫郁不安，不知所苦也"。

④狭然：隘狭，索然不广之貌。

⑤度：指常度。

⑥眩冒：眩，目眩视如转也。冒，冒闷也。

[语释]

人体有髓海、血海、气海、水谷之海，以上合为四海。气海有余血气盛，症见气满胸中，呼吸急促，面赤；不足，症见气短，说话无力。血海有余，血多脉盛，症见想象身体壮大，虽然心情郁闷，也看不出病来；不足，症见感觉身体轻小，虽然心情不舒也看不出病来。水谷之海有余，症见腹部胀满；不足，症见饥饿而吃不下东西。髓海有余，症见体轻多力，耐劳过于常度；不足，症见脑似旋转，耳鸣，小腿发酸，眩晕，眼睛看不清东西，懈怠，只想睡眠。懂得四海顺乎生理规律的就会生机旺盛，相反就会身体衰退；懂得调养四海，有益于身体，否则，有害于身体。

[按语]

人之四海是精神气血的来源，它的有余与不足都会出现一些病症，只有懂得顺乎生理规律，就能有益于身体健康，尽量做到守其输而调其虚实，无犯其害，就会使人得到安康。

七、六脱之证

【原文】《灵枢·决气》

余闻人有精、气、津、液、血、脉，余意以为一气耳，今乃辨为六名，余不知其所以然。两神相搏①，合而成形②，常先身生，是谓精。上焦开发，宣③五谷味，熏肤④，充身泽毛，若雾露之溉，是谓气。腠理发泄，汗出溱溱⑤，是谓津。谷入气满，淖泽⑥注于骨，骨属屈伸，泄泽，补益脑髓，皮肤润泽，是谓液。中焦受气⑦取汁，变化而赤，是谓血。壅遏营气⑧，令无所避，是谓脉。六气者，有余不足，气之多少，脑髓之虚实，血脉之清浊，何以知之？精脱者，耳聋⑨；气脱者，目不明⑩；津脱者，腠理开，汗大泄；液脱者，骨属屈伸不利，色夭⑪，脑髓消，胫酸，耳数鸣；血脱者，色白，夭不泽，其脉空虚，此其候也。

[词解]

①两神相搏：相搏，指相近；两神，雌雄二灵之别称。

②合而成形：杨上善认为"和为一质，故曰成形"。

③宣：指发散。

④熏肤：指温和皮肤。

⑤溱溱：指盛多之貌。

⑥淖泽：指湿润的汁液。

⑦受气：指受纳食物精华之气。

⑧壅遏营气：张景岳认为"壅遏者，提防之谓……俾营气无所回避而必行其中者，是谓之脉"。

⑨精脱者，耳聋：罗天益认为"劳伤气血，兼受风寒，损于肾脏则精脱，精脱则耳聋也"。

⑩气脱者，目不明：五脏精气注于目，气脱则目闭。

⑪色夭：夭，谓不明之恶，此处指无液润泽皮毛，故色夭。

[语释]

我听说人体有精、气、津、液、血、脉，这六种名称要怎么样分辨？阴阳两性相近，合而结成新的形体，产生形体物质在形体之先，叫作精。上焦开发，发散五谷精微，温煦皮肤，充实形体，润泽毛发，如同雾露滋润草木，叫作气。腠理发泄，汗出很多，叫作津。谷物入胃精微之气，充满全身，润泽汁液渗到骨髓，使骨骼关节屈伸自如。这种谷物的精膏，在内补益脑髓，在外润泽皮肤，叫作液。中焦脾胃受纳的食物，吸收汁液的精微，变化成红色的液体，叫作血。像设堤防限制气血，使它无所回避和妄行的，叫作脉。人体六气的有余或不足，精气的多少，津液的虚实，血脉的清浊可以通过典型症状反映出来。如精虚的表现为耳聋；气虚的表现为目不明；津虚的表现为腠理开，大量出汗；液虚的表现为骨节屈伸不利，面色无华，脑髓不充，小腿发酸，耳鸣；血虚的表现为肤色苍白，发暗不光润；脉虚的表现就是脉的空虚。以上是判断六气的多少、虚实、清浊的方法与证据。

[按语]

人体六气的生成、功能及病理特征，在临床中具有实际的指导意义。然其要点是"五谷与胃是大海"，说明水谷精微与脾胃消化吸收，是六气生化的源泉。因此，我们在调治疾病的过程中，必须处处顾及脾胃的生发之气，千万不可戕伤。

八、五脏病态

【原文】《素问·脏气法时论》

肝病者，两胁下痛引少腹，令人善怒。虚则目䀮䀮无所见①，耳无所闻，善恐如人将捕之。心病者，胸中痛，胁支满，胁下痛，膺背肩胛间痛，两臂内痛，虚则胸腹大，胁下与腰相引而痛。脾病者，身重，善饥，肉痿，足不收，行善瘛脚下痛②，虚则腹满肠鸣，飧泄食不化。肺病者，喘咳逆气，肩背痛，汗出，尻③阴股膝髀腨胻④足皆痛。虚则少气不能报息⑤，耳聋嗌干。肾病者，腹大胫肿，喘咳身重，寝汗出⑥，憎风⑦。虚则胸中痛，大腹小腹痛，清厥⑧意不乐。

[词解]

①目𥈃𥈃无所见：指眼睛昏花而视物不明。

②行善瘛脚下痛：瘛，拘挛、抽搐之意。

③尻：指尾骨处。

④髀腨胻：髀指股骨部。腨指腓肠肌。胻指胫部。

⑤不能报息：呼吸气短，难于接续。

⑥寝汗出：指睡眠时出汗。

⑦憎风：憎，恶也。指恶风。

⑧清厥：清，谓气清冷。厥，谓气逆也。此处指清冷而气逆。

[语释]

肝病症见两胁疼痛，牵引少腹，人易怒，此为肝气实证；如果肝气虚，可见两目昏花视物不明，两耳不听声音，多恐惧，好像被人逮捕一样。心病症见胸中痛，胁肋支撑胀满，胁下痛，胸膺、背部及肩胛间疼痛，两臂内侧亦疼痛，此为心实证；若心虚，可出现胸腹胀大，胁下和腰部牵引作痛。脾病症见身体沉重，易饥，肌肉痿软无力，行走容易抽搐，此为脾实证；脾虚则腹胀满，肠鸣，泻下，食物不化。肺病症见喘咳气逆，肩背疼痛，出汗，尻、阴股、膝、髀、腨、胻、足等部疼痛，此为肺实证；肺虚症见少气，呼吸困难，难于接续，耳聋，咽干。肾病症见腹部胀大，胫前浮肿，气喘、咳嗽、身体沉重，睡后出汗，恶风，此为肾实证；肾虚症见胸中疼痛，大小腹疼痛，清冷气逆而心中不乐。

［按语］

五脏虚实之证的鉴别，条理清晰，实为临床经验的宝贵总结。其中心病所述症状十分类似心肌梗死；脾病症状也很接近糖尿病的描述等。两千多年前，能有如此精准的记载，实在值得今人细细品味。

九、病气相传

【原文】《素问·玉机真脏论》

五脏相通，移皆有次，五脏有病，则各传其所胜……风者百病之长也①，今风寒客于人，使人毫毛毕直，皮肤闭而为热，当是之时，可汗而发也；或痹不仁肿痛，当是之时，可汤熨及火灸刺而去之。弗治，病入舍于肺，名曰肺痹，发咳上气。弗治，肺即传而行之肝，病名曰肝痹，一名曰厥，胁痛出食，当是之时，可按若刺耳。弗治，肝传之脾，病名曰脾风，发瘅，腹中热，烦心出黄②，当此之时，可按可药可浴。弗治，脾传之肾，病名曰疝瘕，少腹冤热③而痛，出白④，一名曰蛊⑤，当此之时，可按可药。弗治，肾传之心，病筋脉相引而急，病名曰瘛⑥，当此之时，可灸可药。弗治，满十日，法当死。肾因传之心，心即复反传而行之肺，发寒热，法当三岁死，此病之次也。然其卒发者，不必治于传，或其传化有不以次，不以次入者，忧、恐、悲、喜、怒，令不得以其次，故令人有大病矣。因而喜大虚则肾气乘矣，怒则肝气乘矣，悲则肺气乘矣，恐则脾气乘矣，忧则心气乘矣，此其道也，故病有五，五五二十五变⑦，及其传化。传，乘之名也。

［词解］

①风者百病之长也：风邪为百病之先导，百病之生，常先因于风，故为百病之长。

②出黄：指小便黄。

③冤热：指热极而烦闷。

④出白：指淫浊。

⑤蛊：指淫溺惑乱所生之疾。

⑥瘈：指筋脉拘急相引一类疾病。

⑦五五二十五变：指五脏皆有自病，未能及时治愈，又可传变于其他四脏，所以每脏之病都有五变，合为二十五变。

[语释]

　　五脏之间，其气相通，病气传变，也有一定规律，各向其所胜之脏传变。风为百病之长。风寒之邪始侵人体，让人汗毛竖立，毛孔闭塞，阳气郁而发热，这个时候可用发汗治疗；或风寒闭塞经络出现痹症、麻木不仁及肿痛，这个时候可用热汤熏洗或用艾灸、针刺。治疗不及时，病邪内传肺脏，肺气不利，出现肺痹，症见咳嗽上气等。此时得不到正确治疗，肺病会传之于其所胜肝脏，肝气不利病名肝痹，又叫厥，症见胁痛、呕吐食物等，这个时候可用按摩或针刺。治疗不及时，肝病会传之于其所胜的脾脏，叫脾风病，症见黄疸、腹中热、心烦、小便黄等。这个时候可用按摩、药物、汤浴等。治疗不及时脾病会传之于所胜的肾脏，病叫疝瘕，症见少腹烦热疼痛、小便白浊，也叫蛊病，这个时候可用按摩、药物。治疗不及时，肾病会传之于所胜的心脏，出现筋脉拘急，病叫瘈。这个时候可用灸法或药物。如再不及时治疗，十日后，五脏已经传遍，生机已尽，就要死亡。这是外感之邪，传行至所胜而死的一般规律。如果肾病传其气于心，心不受邪，复传病气于其所克胜的肺脏，出现寒热的症状，将于三年死。这是内伤病的传化情况。然而突然暴发的急性病，就不一定按五脏移传的顺序传变，因此，就不必按照移传的次序来治。有的虽然移传，却不按照一定的次序；有的病不按照五脏次序传遍，如忧、恐、悲、喜、怒五志之病，就不按照次序相传，所以使人患大病。因之过喜伤心，心气大虚，则肾气乘心；或因大怒，则肝气乘脾；或因悲伤，则肺气乘肝；或因惊恐，肾气内虚，则脾气乘肾；或因忧愁，肺气内虚，则心气乘肺。这是五志变动所发生的病变，不依五脏次序传遍的一般道理，所以脏有五脏，病有五种，及其传变的时候就会有五五二十五种的变化。传，就是相乘的意思。

[按语]

五脏疾病皆可传及于其他四脏，这种导致病气的相传，根本原因是正气不足，给病气有可乘之机，因此扶持和保护正气，是防止病气传变的真谛。另外，由此悟出汉代张仲景《金匮要略》一书所提出的"治肝之病当先实脾"等论述，源由来自于《素问》的框架。

十、寒客诸病

【原文】《素问·举痛论》

寒气客于脉外则脉寒，脉寒则缩蜷①，缩蜷则脉绌急②，绌急则外引小络，故卒然而痛，得炅③则痛立止。因重中于寒，则痛久矣。寒气客于经脉之中，与炅气相搏则脉满，满则痛而不可按也，寒气稽留，炅气从上，则脉充大而血气乱，故痛甚不可按也。寒气客于肠胃之间，膜原之下，血不得散，小络急引故痛，按之则血气散，故按之痛止。寒气客于挟脊之脉④则深，按之不能及，故按之无益也。寒气客于冲脉，冲脉起于关元，随腹直上，寒气客则脉不通，脉不通则气因之，故喘动应手矣。寒气客于背俞之脉⑤则脉泣，脉泣则血虚，血虚则痛，其俞注于心，故相引而痛。按之则热气至，热气至则痛止矣。寒气客于厥阴之脉，厥阴之脉者，络阴器系于肝，寒气客于脉中，则血泣脉急，故胁肋与少腹相引痛矣。厥气客于阴股，寒气上及少腹，血泣在下相引，故腹痛引阴股。寒气客于小肠膜原之间，络血之中，血泣不得注入大经，血气稽留不得行，故宿昔而成积矣。寒气客于五脏，厥逆上泄，阴气竭，阳气未入，故卒然痛死不知人，气复反则生矣⑥。寒气客于肠胃，厥逆上出，故痛而呕也，寒气客于小肠，小肠不得成聚⑦，故后泄腹痛矣……故痛而闭不通矣。

[词解]

①缩蜷：蜷，蜷曲不伸，不舒展之外貌。此处指收缩不伸。

②绌急：绌，屈曲也。急，拘急也。此处指屈曲拘急的样子。

③炅：炅，热也。

④挟脊之脉：王冰认为"挟脊之脉者，当中督脉也，次两旁足太阳脉也"。

⑤背俞之脉：背俞为五脏在背部足太阳经的俞穴。

⑥气复反则生矣：反，为返的同音假借字。此处指阳气入脏还生也。

⑦小肠不得成聚：小肠为丙火之腑，而寒邪胜之，则阳气不化，水谷不得停留，故为后泄腹痛。

[语释]

寒邪侵袭脉外，则经脉受寒，表现为经脉不伸，屈曲拘急，因而牵引在外的络脉，内外引急，故突然疼痛，如果得到热气则疼痛立即停止。假如再感寒邪，卫阳受损，就会久痛不止。寒邪侵袭经脉之中，同人体热气相搏争，则经脉充盈，脉满为实，不任压迫，故痛而不可按。寒邪停于脉中，人体热气随之而上，与寒邪相搏，经脉充满，气血运行紊乱，故疼痛剧烈，不可触按。寒邪袭于肠胃之间，膜原之下，导致邪气凝塞不散，细小络脉拘急牵引而疼痛，如果用手轻柔，则血气散行，疼痛停止。寒邪侵袭于挟脊之脉，侵入部位较深，按揉难以达到病所，故无济于事。寒邪侵袭于冲脉、冲脉从关元穴开始，循腹上行，因寒气侵入则冲脉不通，脉不通气因之鼓脉欲痛，故腹痛而跳动应手。寒邪袭于足太阳之脉，则血脉流行涩滞，脉涩则血虚，血虚则疼痛。因足太阳脉循膂，当心入散，故心于背相引而痛，按揉能使热气来复，热气来复则寒邪消散，故疼痛停止。寒邪侵入足厥阴之脉，足厥阴循股阴，入毛中，环阴器抵少腹，布胁肋而属于肝，寒邪入侵脉中，则血凝塞而脉紧急，故胁肋与少腹牵引疼痛。寒厥之气客于阴股，上行少腹，气血凝塞，上下牵引，故腹痛引阴股。寒邪侵入小肠膜原之间、络血之中，导致络血凝塞，不能流注于大的经脉，日久结成积聚。寒邪侵入五脏，迫使五脏之气逆而上行，以致脏气上越外泄，使阴气竭于内，阳气不得入，阴阳暂时相离，故突然疼痛昏厥，不知人事，阳气复返，阴阳相接，则可以苏醒。寒邪侵入肠胃，迫使肠胃之气上而逆行，证见疼痛而呕吐。寒邪复袭小肠，小肠为受盛之腑因寒而阳气不化，水谷不得停留，故泄泻而腹痛……由此可见，痛是由于闭塞不通而引起的。

[按语]

本段经文对寒邪造成的疼痛论述颇为精彩。归纳其要，痛症有虚实，治法有补泄，凡痛而胀闭者多实，不胀不闭者多虚；痛而拒按者为实，可按者为虚；喜寒者多实，喜热者多虚；饱而甚者多实，饥而甚者多虚；脉实气粗者多实，脉虚气少者多虚；新病壮年者多实，愈攻愈剧者多虚；痛在经者脉多弦大，痛在脏者脉多沉微。以上张景岳之言，确为辨别寒性疼痛的真谛。

十一、咳论

（一）咳非独肺

【原文】《素问·咳论》

五脏六腑皆令人咳，非独肺也。皮毛者，肺之合也，皮毛先受邪气，邪气以从其合也。其寒饮食入胃，从肺脉上至于肺则肺寒，肺寒则外内合邪，因而咳之，则为肺咳①。五脏各以其时受病，非其时，各传以与之②。

[词解]

①其寒饮食入胃……则为肺咳：肺恶寒，故发为肺咳。所谓形寒饮冷则伤肺，就是指此而言。

②五脏各以其时受病，非其时，各传以与之：张志聪认为"乘春则肝先受邪，乘夏则心先受邪，乘秋则肺先受邪，是五脏各以所主之时而受病，如非其秋时，则五脏之邪，各传于肺而为之咳也"。

[语释]

五脏六腑有病都能使人咳嗽，不独肺脏是如此。皮毛与肺相合，皮毛先感外邪，邪气直接影响肺脏。如果又吃了寒冷饮食，寒气由胃循走肺脉，上行于肺，则肺又受寒，这样内外寒邪相合停于肺脏，就成了肺咳。一般地讲，五脏是各在所主的时令受病，如果咳嗽不在肺所主的秋天发生，则是由于其他脏腑有病传给肺脏引起的。

（二）五脏之咳

【原文】《素问·咳论》

肺咳之状，咳而喘息有音，甚则唾血①。心咳之状，咳则心痛，喉中介介②如梗状，甚则咽肿喉痹③。肝咳之状，咳则两胁下痛，甚则不可以转，转则两胠下满。脾咳之状，咳则右胁下痛，阴阴④引肩背，甚则不可以动，动则咳剧。肾咳之状，咳则腰背相引而痛，甚则咳涎⑤。

[词解]

①唾血：指血随咳唾而出，病在肺。

②介介：指坚梗而有妨碍的意思。

③喉痹：指咽喉阻塞肿痛一类疾病。

④阴阴：同隐隐。

⑤咳涎：指咳吐痰涎。

[语释]

肺咳症状有咳而气喘，呼气有音，病重则唾血。心咳症状有咳嗽心痛，咽喉如有东西梗塞，病重则出现咽喉肿痛不利。肝咳的症状咳嗽时两胁下作痛，病重使人不能转侧，转侧则两胁胀满。脾咳的症状有咳嗽时右胁下痛，隐隐牵引到肩背疼痛，病重不能活动，活动则会使咳嗽加重。肾咳的症状有咳嗽时腰、背相互牵引疼痛，病重时咳吐痰涎。

（三）六腑之咳

【原文】《素问·咳论》

五脏之久咳，乃移于六腑。脾咳不已，则胃受之，胃咳之状，咳而呕，呕甚则长虫出①。肝咳不已，则胆受之，胆咳之状，咳呕胆汁。肺咳不已，则大肠受之，大肠咳状，咳而遗矢②。心咳不已，则小肠受之，小肠咳状，咳而失气，气与咳俱失。肾咳不已，则膀胱受之，膀胱咳状，咳而遗溺。久咳不已，则三焦受之，三焦咳状，咳而腹满，不欲饮食③。

[词解]

①呕甚则长虫出：长虫，蛔虫也。

②遗矢：矢同屎，即大便。此处指大便失禁的意思。

③三焦咳状，咳而腹满，不欲饮食：久咳不已，则上中下三焦俱病，出纳升降皆失其和，故腹满不能饮食。

[语释]

五脏的咳嗽日久不愈，则传移六腑。脾与胃合，脾咳不愈，则胃受病，胃咳的症状咳而呕吐，甚则吐出蛔虫。肝与胆合，肝咳不愈，则胆受病，胆咳的症状，咳而呕吐胆汁。肺与大肠合，肺咳不愈，则大肠受病，大肠咳的症状，咳而大便失禁。心与小肠合，心咳不愈，则小肠受病，小肠咳的症状，咳而放屁，或者咳嗽与放屁同时出现。肾与膀胱合，肾咳不愈，则膀胱受病，膀胱咳的症状，咳而遗尿，以上各种咳嗽经久不愈，则三焦受病，三焦咳的症状，咳而腹满胀，不欲饮食。

[按语]

咳嗽诸证的辨别，要掌握好三个关键，一是咳嗽与脏腑传变的关系；二是咳嗽与气候时令变化的关系；三是咳嗽有新旧之分。故《素问》说："五脏六腑皆令人咳，非独肺也。"此言可谓画龙点睛之笔。

十二、风论

（一）风伤多变

【原文】《素问·生气通天论》

风者，百病之始也，清静①则肉腠闭拒②，虽有大风苛毒③，弗之能害，此因时之序也。

[词解]

①清静：指精神活动安静守常，劳逸适度。

②肉腠闭拒：指外邪侵入人体时，肌肉腠理密闭而抗拒外邪。

③大风苛毒：泛指剧烈的致病因素。

[语释]

风是引起各种疾病的起始原因，只要人体保持精神的安定和劳逸适度的养生原则，那么，肌肉腠理就会密闭而有抗拒外邪的能力，虽有大风苛毒的侵袭，也不能伤害，这正是循着时序的变化规律，保养生气的结果。

【原文】《素问·风论》

风之伤人也，或为寒热，或为热中①，或为寒中②，或为疠风③，或为偏枯④，或为风也，其病各异，其名不同，或内至五脏六腑。不知其解，愿闻其说。风气藏于皮肤之间，内不得通，外不得泄，风者善行而数变，腠理开则洒然寒，闭则热而闷⑤，其寒也则衰食饮，其热也则消肌肉，故使人怢栗⑥而不能食，名曰寒热。

[词解]

①热中：指风邪侵入人体，因腠理致密，邪气不得外泄，表现为内热目黄的病症。

②寒中：指素体阳虚，风邪侵入人体，阳气外泄，表现为内寒泣出的病症。

③疠风：指麻风。

④偏枯：指半身不遂。

⑤腠理开则洒然寒，闭则热而闷：张景岳认为"风本阳邪，阳主疏泄，故令腠理开，开则卫气不固，故洒然而寒；若寒胜则腠理闭，闭者阳气内壅，故烦热而闷"。

⑥怢栗：形容寒热相激而不自知的状态。

[语释]

风邪伤人，有的发为寒热，有的为热中，有的为寒中，有的为疠风，有的为偏枯，有的为风病，虽然均由风邪引起，但产生的疾病各不相同，病名也有差别，甚至向内侵及五脏六腑。不知如何解释，说说其中的道理，这是因为腠理开放时，风邪侵入人体，藏在皮肤腠理之间，内不能通，外不得泄，况且，风为阳邪，喜动多变，若卫气不固腠理开，就会感觉洒然而寒冷，腠理闭时，阳气内郁，就会觉得发热而烦闷，其热盛阳气必衰，卫气不振则饮食减少；若热盛时，阴气必亏，津液耗损，则肌肉消瘦，使人突然感觉寒栗不能饮食。此病名叫寒热。

[按语]

风邪侵入人体，常会引起多种疾病，然其要点在于营卫是否调和及五脏六腑的盛衰虚实。

（二）风伤经络

【原文】《素问·风论》

风中五脏六腑之俞，亦为脏腑之风，各入其门户所中，则为偏风①。风气循风府而上，则为脑风②。风入系头，则为目风眼寒③。饮酒中风，则为漏风④，其状，或多汗，常不可单衣，食则汗出，甚则身汗，喘息恶风，衣常濡，口干善渴，不能劳事。入房汗出中风，则为内风⑤。新沐⑥中风则为首风，其状，头面多汗恶风，当先风一日则病甚，头痛不可以出内，至其风日则病少愈。久风入中，则为肠风飧泄⑦。外在腠理，则为泄风，其状，多汗，汗出泄衣上，口中干，上渍⑧，其风不能劳事，身体尽痛则寒。胃风之状，颈多汗恶风，饮食不下，隔塞不通，腹善满，失衣则䐜胀，食寒则泄，诊形瘦而腹大⑨。故风者百病之长也，至其变化乃为他病也。

[词解]

①各入其门户所中，则为偏风：门户，指俞穴而言。俞穴为气血出入之门户。风中五脏六腑之俞穴，各入其门户，或左或右，或上或下，偏于一所，谓之偏风。

②脑风：风邪侵入督脉，为之脑风。

③目风眼寒：目受风气则眼寒而恶风。

④漏风：此处指热郁腠理，汗出多如遗漏，故曰漏风。又，谓之酒风。

⑤入房汗出中风，则为内风：入房则阴精内竭，汗出则阳气外弛，风邪直入其内，故曰内风。

⑥沐：《说文》濯发也。即今人洗头。

⑦肠风飧泄：王冰认为"飧泄者，食不化而出也"。

⑧上渍：指上半身汗多如水浸渍。

⑨诊形瘦而腹大：胃病则形瘦，邪实则腹大。

[语释]

风邪侵入五脏六腑的俞穴，内传脏腑，成为五脏六腑之风，它们各自从相应的俞穴中偏重于一处则为偏风。风邪循经入脑，则为脑风。风邪侵犯目系，则为目风，双眼畏惧风寒。饮酒后中于风邪，其状汗多或者不甚出汗，常常穿衣服过于单薄，吃饭即汗出，甚至出现全身出汗喘息恶风，衣服常被汗液浸湿，口干好饮，不能操劳事物，此病为漏风。若因房事汗出中于风邪，则为内风。刚洗头毛孔尚开，风邪乘机侵入头部，其状有头面多汗，恶风，每当外风将要发生的前一天，则病情加重，头痛不敢离开室内，到风气已经发生的一天，则病情有所好转。病名首风。外风日久不愈，内传入肠胃，则可发生大便下血的肠风病或者完谷不化的飧泄病，风邪客于腠理，卫外不固，其状有多汗，汗出湿衣，口干燥，上半身如水浸渍，这种病人津亏气虚不能操劳，全身疼痛，身发寒热，病名为泄风。胃风的症状，颈部多汗恶风，饮食不下，隔塞不通，腹部常胀满，吃寒冷饮食则大便泄泻，诊察要点是形体消瘦而腹部胀大。总之，风邪是引起多种疾病的致病因素，故称之百病之长。它的侵入不断变化，就会形成其他疾病，虽然这些病情的变化没有一定的格式，但致病的原因都离不开风邪。

[按语]

风邪伤人，由于在脏在腑，在经在络，在表在里，因此出现诸多临床症状，特别是对汗证的准确治疗提供了许多难得的症候群。这是值得今人深入探讨的。

（三）风伤五脏

【原文】《素问·风论》

五脏风之形状不同者何也，愿闻其诊及其病能。肝风之状，多汗恶风，善悲①，色微苍，嗌干善怒，时憎女子②，诊在目下，其色青。心风之状，多汗恶风，焦绝善怒吓③，赤色，病甚则言不可快④，诊在口，其色赤。脾风之状，多汗恶风，身体怠堕，四肢不欲动，色薄微黄，不嗜食，诊在鼻上⑤，其色黄。肺风之状，多汗恶风⑥，色䀁⑦然白，时咳短气，昼日则差，暮则甚⑧，诊在眉上⑨，其色白。肾风之状，多汗恶风，面痝然浮肿⑩，腰脊痛不能正立，其色炱⑪，隐曲不利⑫，诊在颐上，其色黑。

[词解]

①善悲：肝病则心脏无养，心气虚故善悲。

②时憎女子：肝气衰则恶色而憎女子。

③焦绝善怒吓："焦"，同"憔"，指面色憔悴至极。善怒吓，指时常发怒吓人。

④言不可快：指病重言语不流畅。

⑤诊在鼻上：脾气合土，主中央，鼻在面之正中，故诊在鼻上。

⑥多汗恶风：风邪入内，郁而发热，热开腠理，故多汗。因伤于风邪，故恶风。

⑦䀁（音 pin）：指色淡白。

⑧昼日则差，暮则甚：差，同瘥，病情减轻的意思。昼则阳气在表，故差。暮则阳气入里，风内应之，故甚也。

⑨诊在眉上：指阙庭部位，为肺所主。

⑩ 胧然：指臃肿外貌。

⑪ 炲：《玉篇》煤烟尘也。

⑫ 隐曲不利：隐曲，此指生殖器官。隐曲不利，即生殖功能衰退。

[语释]

五脏风表现的症状各有哪些不同，我想听听对此应如何诊断及其具体病态。肝风症状，多汗恶风，好悲哀，面色微青，咽喉干燥而好愤怒，时时憎恶女子，诊察外部在双目下，其色青。心风症状，多汗恶风，唇舌焦枯，津液少，好怒而吓人，面色赤，病重时语言不流利，诊察外部在口舌，其色赤。脾风症状，多汗恶风，身体倦怠懒惰，四肢不愿活动，面色微黄，不思饮食，诊脉外部在鼻，其色黄。肺风症状，是多汗恶风，面色浅白，时时咳嗽气短，白天减轻，晚上加重，诊察外部在阙庭部位，其色白。肾风的症状，是多汗恶风，面部臃肿，腰脊疼痛，不能直立，面色黑如煤烟，生殖功能衰退，诊察外部在颐，其色黑。

[按语]

五脏之风，描述的症状在临床上，虽然难以确定何种疾患。但从局部症状的描述，是可以寻求到某些特征的，对病位的确定有较大的指导意义。特别是在面部五官所出现的色泽变化，以及情绪的各种表现，仍然具有较大的实用价值。

十三、痹论

（一）痹症纲领

【原文】《素问·痹论》

荣卫之气亦令人痹乎？荣者，水谷之精气也，和调①于五脏，洒陈②

于六腑，乃能入于脉也，故循脉上下，贯五脏，络六腑也。卫者，水谷之悍气③也，其气慓疾④滑利，不能入于脉也，故循皮肤之中，分肉之间，熏于肓膜⑤，散于胸腹。逆其气则为病，从其气则愈。不与风寒湿气合，故不为痹。风寒湿三气杂至，合而为痹也。其风气胜者为行痹⑥，寒气胜者为痛痹⑦，湿气胜者为着痹⑧。

[词解]

①和调：指调和的意思。

②洒陈：洒，散也。陈，布也。指散布的意思。

③悍气：悍，盛疾滑利之谓。

④慓疾：慓，急也。此指急疾的意思。

⑤肓膜：凡在腔腹肉里之间，上下空隙处，皆谓之肓膜。

⑥行痹：又叫风痹，表现为肢节疼痛，游走不定。

⑦痛痹：又叫寒痹，表现为四肢关节疼痛较重，遇热则缓，遇寒加重。

⑧着痹：又叫湿痹，表现为肢体疼痛重着，固定不移，或肌肤麻木不仁。

[语释]

荣气和卫气也能使人发生痹病吗？荣是水谷精微，能调和营养于五脏，散布于六腑，行于经脉之中，故循经脉上下运行，贯通五脏，联络六腑，发挥营养的作用。卫是水谷所化悍气，其气急疾滑利，不循脉中而循行于皮肤之中，腠理之间，熏蒸于肓膜，散布于胸腹。荣卫气逆，就会生病。只有调和荣卫，使之顺行，病才能痊愈。若荣卫循行不止，不能与风寒湿三气相合，则不会发生痹病。风、寒、湿三种邪气错杂而至，相合侵入人体，则为痹病。其风气偏胜的叫行痹，寒气偏胜的叫痛痹，湿气偏胜的叫着痹。

[按语]

痹病的发生，通常与营卫之气有着直接的关系，因此，多种痹病的辨证，必须揆度营卫的运行与虚实。

（二）痹症主证

【原文】《素问·痹论》

痹或痛，或不痛，或不仁，或寒，或热，或燥，或湿，其故何也？痛者，寒气多也，有寒故痛也①。其不痛不仁者，病久入深，荣卫之行涩，经络时疏，故不痛②，皮肤不营，故为不仁。其寒者，阳气少，阴气多，与病相益③，故寒也。其热者，阳气多，阴气少，病气胜，阳遭阴④，故为痹热。其多汗而濡者，此其逢湿甚也，阳气少，阴气盛，两气相感，故汗出而濡也。

[词解]

①有寒故痛也：寒性收引凝敛，易使气血凝滞不通，故痛。

②故不痛：血气衰少则滞逆亦少，故为不痛。

③与病相益：指与病气相增益而加重其病的意思。

④病气胜，阳遭阴：遭，逢的意思。由于阳气多阴气少，邪得阳气之助，故病气盛。盛阳与阴邪相逢，阴不能胜之，则化为热，故为热痹。

[语释]

痹病有的痛，有的不痛，有的肌肤麻木不仁，有的身寒，有的身热，有的皮肤干燥，有的皮肤湿润。这是什么缘故？这是因为痛是寒气偏多。不知痛痒、麻木不仁的，是病久邪气深入，营卫运行涩滞，导致脉络空虚，气血衰少，所以不知痛痒，皮肤得不到营养所以麻木不仁。身寒的是素体阳气不足，阴气有余，阴气与病邪相合而加重其寒，所以身感寒冷。其身热的，平素阳气有余，阴气不足，阳气与病邪相逢，阴不能胜阳化而为热，成为热痹。其多汗而湿润的原因是感受湿邪太甚，阳气不足，阴气有余，外在的湿邪与体内的阴气两相感召，外开腠理，故汗出而湿润。

[按语]

痹病诸多症状的发生，主要有三个要点，一是寒热之邪；二是营卫是否行涩；三是阴阳之气的多寡，决定了痹病的症状多样化。

（三）肌肤之痹

【原文】《素问·痹论》

其有①五者何也？以春遇此者为筋痹，以夏遇此者为脉痹，以至阴②遇此者为肌痹，以秋遇此者为皮痹，以冬遇此者为骨痹。

[词解]

①其有：又也。

②至阴：此指长夏。

[语释]

痹病有五种之分，这是什么道理？风寒湿三气侵袭人体，季节的不同痹病的名称也不一样。肝应春主筋，在春季遇此三气名筋痹；心应夏主脉，在夏季遇此三气名脉痹；脾应长夏主肌肉，在长夏遇此三气名肌痹；肺应秋主皮毛，在秋季遇此三气名皮痹；肾应冬主骨，在冬季遇此三气名骨痹。

[按语]

由于季节的不同，受病的部位也各有所异，因此分别出现筋痹、脉痹、肌痹、皮痹、骨痹。由此在治疗肌肤痹病时，既要重视风寒湿三气，又要关注季节的不同予以相应的药物治疗。

（四）五脏之痹

【原文】《素问·痹论》

凡痹之客五脏者：肝痹者，夜卧则惊，多饮小便数，上为引入怀①。心痹者，脉不通，烦则心下鼓，暴上气而喘，嗌干善噫，厥气上则恐②。

脾痹者，四肢解惰，发咳呕汁，上大塞③。肺痹者，烦满喘而呕④。肾痹者，善胀，尻以代踵，脊以代头⑤。

［词解］

①上为引入怀：指腹部膨大如引满之弓，似怀孕之状。

②厥气上则恐：心主血脉，心气逆与肾不交，肾虚则恐惧。

③上大塞：脾病则肺失所养，气行不畅，导致胸中阻塞。

④烦满喘而呕：肺主气，肺气不降而上逆，导致烦满而呕。

⑤脊以代头：指身蹐屈之状也。

［语释］

凡痹病侵入五脏，随脏腑不同表现出不同的症状，肝痹是夜卧则惊惧，饮水多，小便次数也多，腹部膨大如怀孕之状。心痹是血脉不通，烦躁而心下鼓动，突然气逆喘息，咽喉干燥，嗳气，厥气上逆则恐惧。脾痹是四肢怠惰无力，咳嗽，呕吐清水，胸膈闭塞。肺痹是烦闷胀满，喘息而呕。肾痹是腹部发胀，四肢挛急屈而不伸，以尾骨代足，颈曲头倾，脊骨高出，以脊代头。

［按语］

五脏之痹所描述的症状，可谓是言简意赅。特别是文中所指肝痹十分类似肝腹水；肾痹所述形象表达老态龙钟的年迈之状等，均值得今人细细品读。

（五）痹症预后

【原文】《素问·痹论》

痹，其时有死者，或疼久者，或易已者，其故何也？其入脏者死，其留连筋骨间者疼久，其留连皮肤间者易已。

[语释]

痹病,有能引起死亡的,有疼久不愈的,有容易痊愈的,这是什么缘故?这是因为痹病若传入五脏,使脏气闭塞的则死;留连于筋骨之间,邪不易出的则疼久难愈;留连于皮肤之间,邪浅易散的则容易痊愈。

[按语]

痹病的预后主要是与病邪侵入的浅深有着密切的关系,对医者而言是有实际指导价值的。

十四、痿论

(一)五脏之痿

【原文】《素问·痿论》

五脏使人痿①,何也?

肺主身之皮毛,心主身之血脉,肝主身之筋膜②。

脾主身之肌肉,肾主身之骨髓。肺热叶焦,则皮毛虚弱急薄,着则生痿躄③也。

心气热,则下脉厥而上,上则下脉虚,虚则生脉痿,枢折挈,胫纵而不任地也④。

肝气热,则胆泄口苦筋膜干,筋膜干则筋急而挛,发为筋痿⑤。

脾气热,则胃干而渴,肌肉不仁,发为肉痿⑥。

肾气热,则腰脊不举,骨枯而髓减,发为骨痿⑦。

[词解]

①痿:指病名。由于致病原因以及病邪侵入的部位不同,又分为各种痿证。

②筋膜:凡肉里脏腑之间,其成片状联络薄筋,皆为之膜。

③痿躄：指发生足弱不能行走的痿证。

④胫纵而不任地也：凡四肢关节之处，如枢纽之折，而不能提挈，足胫纵缓不能着地。

⑤筋痿：指筋急挛缩之证。

⑥肉痿：指四肢肌肉失养，故肌肉不仁四肢痿弱的病症。

⑦骨痿：肾气热耗精，精髓不足，骨失所养导致骨枯髓减而腰脊不举。表现为软弱无力的病症。

[语释]

五脏发生痿证是什么道理？肺主皮毛，心主血脉，肝主筋膜，脾主肌肉，肾主骨髓。若肺中有热，津液耗伤而肺叶干燥，肺不能输精于皮毛，则皮毛虚弱，热气日久流于肺，导致下肢痿弱不能行走的痿躄证。心气热，下肢脉厥而上行，导致脉虚而生脉痿，表现为四肢关节弛缓如折，不能提举，足胫纵缓不能立于地。肝气热，胆汁外泄而口苦，阴血耗伤不能滋养筋膜，导致筋膜干枯而筋脉拘急而挛缩，发为筋痿症。脾气热，耗伤胃中津液而口干，肌肉失于营养而麻痹不仁，发为肉痿证。肾气热，精液耗竭，髓减骨枯而腰脊不能举动，发为骨痿。

[按语]

痿证的发生与五脏之热有关，热能使津液气血内耗，不能营养皮、肉、脉、筋、骨等组织，因此出现五脏之痿证，所有这些对临床人员而言，必须重视原发病因的研讨，从而给予准确的方药治疗。

（二）五痿病机

【原文】《素问·痿论》

何以得之？肺者，脏之长也①，为心之盖也，有所失亡②，所求不得，则发肺鸣，鸣则肺热叶焦。故曰：五脏因肺热叶焦发为痿躄。此之谓也。悲哀太盛，则胞络绝③，胞络绝则阳气内动，发则心下崩，数溲血也④。故《本病》⑤曰：大经空虚，发为肌痹，传为脉痿。思想无穷，所愿不得，意淫于外，入房太甚，宗筋弛纵，发为筋痿，及为白淫⑥。故《下经》⑦曰：筋痿者，生于肝，使内⑧也。有渐⑨于湿，以水为事，若有所留，居处相湿，肌肉濡渍⑩，痹而不仁，发为肉痿。故《下经》曰：肉痿者，得之湿地也。有所远行劳倦，逢大热而渴，渴则阳气内伐⑪，内伐则热舍于肾，肾者水脏也，今水不胜火，则骨枯而髓虚，故足不任身，发为骨痿。故《下经》曰：骨痿者，生于大热也。

[词解]

①肺者，脏之长也：肺主心上，为五脏六腑之华盖，朝百脉而行气于脏腑，故为脏腑之长。

②失亡：指事不随心。

③胞络绝：胞络有多种说法，一是心包络，二是女子胞宫络脉，三是冲脉。此处当以心包络阻塞不通之意。

④悲哀太盛……数溲血也：悲哀太盛，心气内伤，故胞络绝，则血外溢而阳热之气内动，其发病也，则心气下崩，下崩则数溲血也。

⑤《本病》：古今论篇名也。已亡佚。

⑥白淫：指男子败精淋，白浊及女子带下之类疾病。

⑦《下经》：上古之经名也，已亡佚。

⑧使内：指房事。

⑨渐：浸渍的意思。

⑩濡渍：浸润的意思。

⑪伐：攻伐的意思。

[语释]

痿病是怎样发生的？肺为诸脏之长，心的上盖，遇有失意事情或个人要求达不到目的，肺气郁而不畅，发生肺气喘鸣，喘鸣是气郁为热，致使肺叶干燥不能布散营卫气血。所以说，五脏均是因肺热叶焦得不到营养，而发生痿躄证。悲哀太过则心系急，心胞络脉阻塞不通，阳气不能外达而鼓动于内，致使心下崩损，络血外溢，常见小便尿血。故《本病》说大的经络空虚则发生肌痹，后转为脉痿。贪欲无穷，愿望达不到，淫佚于外，房劳伤于内，致使宗筋弛缓，发为筋痿及白浊病。故《下经》说筋痿病生于肝，由于房劳过度所致。经常被水湿浸渍，以临水为职业，水湿有所留滞，或居在潮湿，肌肉常受湿邪浸害，久则肌肉麻痹不仁，发生肉痿。故《下经》说：肉痿证是久居湿地造成的。远行过于劳累，又遇气候炎热，汗多伤津而口渴，津伤口渴则阳气内盛而热气内攻，内攻则热气侵舍于肾，肾属水脏，水不能胜火热的攻伐，则骨枯槁而髓空虚，使两足不能支持身体，发为骨痿。故《下经》说：骨痿证是由于火热造成的。

[按语]

痿证的发生，既有五脏之热使津液气血内耗不能营养皮、肉、脉、筋、骨等组织的因素有关，还与情志、气候、居处、色欲等方面因素有关。因此，对痿证的治疗必须综合考虑。

十五、厥论

（一）寒热之厥

【原文】《素问·厥论》

厥①之寒热者何也？阳气衰于下，则为寒厥；阴气衰于下，则为热厥②。

热厥之为热也，必起于足下者，何也？阳气起于足五趾之表，阴脉者，集于足下而聚于足心，故阳气盛则足下热③也。寒厥之为寒也，必从五趾而上于膝者，何也？阴气起于五趾之里，集于膝下而聚于膝上，故阴气胜则从五趾至膝上寒④，其寒也，不从外，皆从内也。寒厥何失而然也？前阴者，宗筋之所聚，太阴、阳明之所合也。春夏则阳气多而阴气少，秋冬则阴气盛而阳气衰。此人者质壮，以秋冬夺于所用⑤，下气上争不能复⑥，精气溢下，邪气因从之而上也。气因于中，阳气衰⑦，不能渗营其经络⑧，阳气日损，阴气独在，故手足为之寒也。

热厥何如而然也？酒入于胃，则络脉满而经脉虚⑨，脾主为胃行其津液者也，阴气虚则阳气入，阳气入则胃不和，胃不和则精气竭，精气竭则不营其四肢也⑩。此人必数醉，若饱以入房，气聚于脾中不得散，酒气与谷气相薄，热盛于中，故热遍于身，内热而溺赤也。夫酒气盛而慓悍，肾气有衰，阳气独胜，故手足为之热也。

[词解]

①厥：指气逆所致足寒、足热之厥。

②热厥：三阴脉气衰于下，则阴气少阳气盛，故发为热厥。

③足下热：阴气弱而阳气胜，阳胜则热，故热厥之热从足下开始发生。

④膝上寒：阳气虚则阴气胜，阴胜则寒，故寒从五趾开始至于膝上。

⑤夺于所用：指多情欲之用，以夺肾中之精气。

⑥下气上争不能复：指精虚于下，则起于足上，故下气上争也。去者太过，生者不及，故不能复也。

⑦气因于中，阳气衰：指阴寒邪气逆而上行，停聚于中焦，使阳气日渐虚弱。

⑧不能渗营其经络：指不能渗灌营养之意。

⑨络脉满而经脉虚：酒为熟谷之液，其气悍热，故入于胃，先从卫气

行于皮肤而充盈于络脉，经与络不能两实，今络脉充满则经脉空虚。

⑩精气竭则不营其四肢也：胃不和则脾气衰，水谷不能化生精微，则精气竭绝，而不能营养于四肢。

[语释]

厥证有寒热之分，它们是怎样发生的？在通常的情况下，阳气衰于下的发为寒厥；阴气衰于下的发为热厥。热厥的发热必先起于足下，这是因为阳气起于足五趾的表面，阴气集中在足下而聚会于足心，今阴气虚而阳气胜，故足下热。寒厥的寒冷先从足五趾开始向上冷至膝部，这又是什么原因呢？这是因为阴气起于五趾内侧，集中于膝下而聚会于膝上，今阳气虚而阴气胜，故寒冷从足五趾上行到膝盖，这种寒冷不是体外侵入的寒邪所致，而是体内的阳气虚所为。

寒厥是由于怎样失误而造成的？前阴是宗筋所聚之处，也是足太阴和足阳明经脉所汇合的地方。人体的阴阳变化春夏阳气多而阴气少，秋冬阴气盛而阳气衰。若自持体质壮实，在秋冬阴气旺盛的季节纵欲无度，强夺肾精，精虚于下，则欲取足于上，故下气上争，虽争而不能复，精气不断溢泄于下，元阳亦随之而去，阳虚生内寒，阴寒之邪上逆，停聚于中焦，导致脾胃阳气虚弱，水谷精微不能渗灌经络营养四肢，则阳气日渐损伤，阴气独留于内，所以手足为之寒冷。

热厥又是怎样造成的？这是因为酒气悍热，入胃后，从卫气行于皮肤络脉导致络脉充满而经脉空虚，嗜酒损胃则阳气盛阴气虚，阳气乘入致使胃气受扰不和，脾也因而虚弱不能化生精微，则精气竭绝，不能营养四肢。患这种病的人必是经常醉后或饱食后嗜行房事，热气聚于脾中不得宣散，酒气与谷气相迫，酿成热盛于中，流溢于外，故全身发热，内热而小便涩赤。酒气慓悍而猛烈，肾气有伤而阴虚，导致阳热之气独盛。所以手足发热。

[按语]

厥证有寒热之分,这种寒热不是外寒的侵入,而是体内的阳气虚弱所造成。文中给我们提供了两条重要的信息,一寒厥多与房劳伤精有关;二是热厥常与嗜酒造成脾胃不和,精微之气不能渗灌四肢有关。因此,对前者要告诫珍惜肾精;后者要改掉嗜酒的恶习。

(二)六经之厥

【原文】《素问·厥论》

愿闻六经脉之厥状病能也。巨阳之厥,则肿首头重,足不能行,发为眴仆①,僵仆呕血善衄②。阳明之厥则癫疾欲走呼,腹满不得卧,面赤而热,妄见而妄言,喘咳身热,善惊衄呕血③。少阳之厥,则暴聋,颊肿而热,胁痛,骱不可以运,机关不利者,腰不可以行,项不可以顾,发肠痈不可治,惊者死。太阴之厥,则腹满䐜胀,后不利,不欲食,食则呕,不得卧,骱急挛,心痛引腹。少阴之厥,则口干溺赤,腹满心痛,虚满呕变,下泄清。厥阴之厥,则少腹肿痛,腹胀泾溲④不利,好卧屈膝,阴缩肿,骱内热,挛腰痛,虚满前闭谵言⑤。

[词解]

①眴仆:眴,同眩。仆,猝倒。此处指眩晕仆倒的意思。

②僵仆呕血善衄:血随厥气上逆,则僵直仆倒。

③惊衄呕血:热甚内扰神明故发惊骇;厥热上逆,血随气上,发为鼻衄呕血之证。

④泾溲:泾,大便;溲,小便也。

⑤虚满前闭谵言:肝邪乘脾,则为虚满;肝脉环阴器,故小便不通;肝藏魂,邪扰魂乱,故言语谵妄。

[语释]

六经厥证的症状有哪些？太阳经的厥证表现为头部浮肿而沉重，两足不能行走，厥气上逆扰及神明，发生眩晕而仆倒，身体僵直，呕血，经常鼻出血。阳明经的厥证表现为阳热亢盛，重者表现为癫病而欲狂走呼叫，腹部胀满，不得安卧，面赤而热，神明被阳热所扰，出现妄见怪异或妄言谵语，喘息咳嗽，全身发热，容易惊骇且有鼻衄呕血。少阳经厥证表现为突然耳聋，颊部肿起而发热，胁痛，两腿运转失灵，筋骨关节不利，影响腰部不能活动，项部不能左右回顾。太阴经厥证表现为腹部胀满，大便不利，不欲饮食，食则呕吐，不得安卧，小腿拘急痉挛，心痛牵引腹部。少阴经厥证出现口干小便赤，腹满心痛，腹部虚饱胀满，上而呕吐，下而泄利清稀。厥阴经厥证的表现为少腹肿满，腹胀，大小便不利，喜欢屈膝而卧，前阴挛缩而肿起，足胫内侧发热，挛急腰痛，腹部虚满，小便不通，胡言乱语。

[按语]

厥证有寒热之分，五脏之别，六经之异，其涉及面甚广，归其要点有三：一是辨别厥证的病因、病机、症状；二是分清经络；三是历代对此论述颇多。然其核心均因精气内夺，分清表里虚实，诊疗之时将"厥气"一语，理解为邪气，不能误解为病症或病名，只有这样才能准确诊断，不至于造成治疗上的混乱。

（三）厥证相移

【原文】《素问·气厥论》

五脏六腑，寒热相移者何？肾移寒于脾，痈肿少气①。脾移寒于肝，痈肿筋挛。肝移寒于心，狂②，隔中③。心移寒于肺，肺消④。肺消者，饮一溲二，死不治。肺移寒于肾，为涌水⑤，涌水者，按腹不坚，水气客于大肠，疾行则鸣濯濯⑥如囊裹浆，水之病也。

[词解]

①痈肿少气：痈者，壅也。肾以寒水之气反传所胜，侵侮脾土，故壅为浮肿。少气者，寒盛则阳虚于下，阳虚则无以化气。

②狂：心为阳脏，神处其中，寒迫则神乱离，故狂也。

③隔中：病名。阳气遇寒相迫，故阻隔不通也。

④肺消：病名。心将寒气与肺，肺得寒发热，肺焦为渴，故名肺消。

⑤涌水：病名。水者阴气也，其本在肾，其末在肺，肺移寒于肾，则阳气不能化于下，阳气不化，则水泛为邪，而客于大肠，以大肠于肺相合也。

⑥濯濯：水激荡之声。此处指肠鸣。

[语释]

五脏六腑寒热相移的情况是怎样的？肾的寒邪移传于脾，气血壅滞而为肿，元气亏损而少气。脾的寒邪移传于肝，气血凝滞而为肿，筋脉受寒而拘挛。肝的寒气移传于心，损伤心阳而神乱无主发为狂，阳被寒抑隔，阻塞不通而为隔中。心的寒邪移传于肺，则发热而渴为肺消，肺消病是饮水一分而小便两分，属不可治的死症。肺的寒邪移传于肾，则阳虚水泛为涌水，涌水病，腹部按之不甚坚硬，是水气留居于大肠，故快走时，肠中濯濯鸣响，好像用袋子装着水浆，这是水气病所形成的疾病。

【原文】《素问·气厥论》

脾移热于肝，则为惊衄。肝移热于心，则死。心移热于肺，传为鬲消①。肺移热于肾，发为柔痓②，肾移热于脾，传为虚，肠澼死，不可治。胞移热于膀胱③，则癃溺血。膀胱移热于小肠，鬲肠不便，上为口糜。小肠移热于大肠，为虙瘕，为沉④。大肠移热于胃，善食而瘦人，谓之食亦⑤。

胃移热于胆，亦曰食亦。胆移热于脑，则为辛頞[6]鼻渊，鼻渊者，浊涕下不止也，传为衄衊[7]、瞑目。故得之气厥[8]也。

[词解]

①鬲消：病名。鬲消者，鬲上焦烦，饮水多而善消也。

②柔痓：属痓病的一种。

③胞移热于膀胱：胞，女子胞也。女子胞中有热，传于膀胱尿胞。

④虙瘕，为沉：虙瘕是积块沉伏在内；沉痔也。

⑤食亦：病名。消谷善食，而身体消瘦无力。

⑥辛頞：鼻梁处有辛辣的感觉。

⑦衄衊：指鼻中出血。

⑧得之气厥：诸种厥证皆由气逆所致。气厥，气上逆厥。

[语释]

脾的热邪移传于肝则风热交炽而惊骇，鼻衄。肝的热邪移传于心，风火相煽则阳极神厥而死。心的热邪移传于肺，则火灼肺经，津液耗伤而为鬲消。肺的热邪移传于肾，则水枯不能养筋而为柔痓。肾的热邪移传于脾，则脾肾阴亏而为虚损；湿热相搏则为肠澼下利脓血，日久不愈，脾肾俱败，或为不治的死症。胞的热邪移传于膀胱，则为小便不利或尿血。膀胱的热邪移传于小肠，则大便不通，其热上蒸则为口疮糜烂。小肠的热邪移传于大肠，气血留滞不行则为虙瘕，或为沉痔。大肠的热邪移传于胃，胃热消谷，虽能食而肌肉消瘦，病名为食亦。胃的热邪移热于胆，胆热熏蒸也叫食亦病。胆的热邪移热于脑，则鼻梁内感觉辛辣发为鼻渊，鼻渊的症状鼻衄，浊涕不止，日久不愈，则传为鼻中出血或头目不清。以上各证均是寒热之气的逆厥，在脏腑中相互移传的结果。

[按语]

厥证中所描述的诸多症状，在临床中经常出现。然其病因或症状对于当今临床仍然由许多值得借鉴的地方。归纳其要有三：一是五脏六腑寒热相移；二是出现的相应症状；三是许多病名在近代的医籍中较少出现，如鬲消、柔痓、涌水等均值得进一步探讨。

十六、杂病举要

（一）胃脘痈

【原文】《素问·病能论》

人病胃脘痈者，诊当何如？诊此者当候胃脉，其脉当沉细，沉细者气逆①，逆者人迎甚盛，甚盛则热，人迎者胃脉也，逆而盛，则热聚于胃口而不行，故胃脘为痈也。

（二）卧不安

【原文】《素问·病能论》

人有卧而有所不安者何也？藏有所伤，及精有所之寄，则安②，故人不能悬③其病也。人之不得偃卧④者，何也？肺者脏之盖也，肺气盛则脉大，脉大则不得偃卧⑤。

[词解]

①沉细者气逆：胃为水谷之海，多气多血，脉当洪大而反见沉细，为胃气之逆，逆着气盛于人迎，寸口脉反见沉细。

②藏有所伤，及精有所之寄则安：张景岳说："精有所失则神有不安，故心使精复神安，则卧亦安矣"。

③悬：停也，此处引申为搁置不论。

④偃卧：《说文》段注"凡仰扑者曰偃"，此处指仰卧。

⑤脉大则不得偃卧：此处言邪气实，故令脉大，邪盛于肺者，偃卧则气粗而急，故不能也。

[语释]

患胃脘痈者，当如何诊断？诊断这种病，当诊其胃脉，他的脉象必然沉细，沉细是胃气上逆，上逆则人迎脉过盛，过盛则有热，人迎属胃脉，胃脉气逆则经气盛，热气聚集于胃口而不散，导致胃脘发生痈肿。

有人睡卧不得安宁，是什么原因？五脏有所伤及，精气复得其所，则睡卧不得安宁，这是由于患者对事不能搁置所致。有人不能仰卧是什么原因？肺居胸上，为五脏六腑的华盖，肺脏为邪气所犯，邪气盛于内则脉大，仰卧时肺气不利，呼吸急促，故不能仰卧。

（三）病怒狂

【原文】《素问·病能论》

有病怒狂①者，此病安生？生于阳也。阳气者，因暴折而难决，故善怒也，病名曰阳厥②。何以知之？阳明者常动，巨阳少阳不动③，不动而动大疾，此其候也。

[词解]

①怒狂：指多怒而狂也，骂詈不避亲疏。

②阳厥：因病而阳气厥逆所生，故病名阳厥。

③阳明者常动，巨阳少阳不动：马莳曰："足阳明经常动也，凡冲阳、地仓、大迎、下关、人迎、气冲之类，皆有动脉不止，而冲阳尤甚"。足太阳膀胱经、足少阳胆经则不动也。虽然膀胱经有天窗、委中、昆仑，胆

经有天容、悬钟、听会，而皆不及胃经之游动。

[语释]

有患怒狂病的是怎样发生的？阳气受到剧烈的刺激，郁而不畅，遇事又难以决断，阳气上逆，导致人善怒发狂，由于此病为阳气厥逆所生，故名阳厥。怎么知道是阳气受病呢？在正常的情况下，足阳明经脉常动不休，太阳少阳经脉不甚搏动，现在不甚搏动的太阳、少阳经脉也搏动得大而急疾，这就是病生于阳气的特征。

（四）子喑

【原文】《素问·奇病论》

人有重身①，九月而喑②，此为何也？胞之络脉绝也③。胞落者系于肾，少阴之脉，贯肾系舌本，故不能言……无治也，当十月复④。

[词解]

①重身：指妇女怀孕。

②喑：指怀孕九月，足少阴脉养，胎约气断，则喑不能言也。

③胞之络脉绝也：胞，指女子胞。绝，阻绝不通的意思。

④当十月复：王冰说："十月胎去，胞络复通，肾脉上营，故复旧而言也"。

[语释]

有的妇女怀孕，九个月时不能说话，是什么缘故？这是因为胞中的络脉被胎儿压迫，阻绝不通所致。胞宫的络脉系于肾，上贯于舌本，今胞宫络脉受阻，肾脉不能上通于舌，舌本失养，故不能言。……不需要治疗。待至十月分娩后，胞络畅通，声音自然恢复。

（五）脾瘅

【原文】《素问·奇病论》

有病口甘者，病名为何？何以得之？此五气①之溢也，名曰脾瘅②。夫五味入口，藏于胃，脾为之行其精气，津液在脾，故令人口甘也，此肥美之所发也，此人必数食甘美而多肥也，肥者令人内热，甘者令人中满③，故其气上溢，转为消渴④。

[词解]

①五气：主要有四种说法，一是王冰、马蒔以为五脏之气；二是吴昆以为五气腥、焦、香、臊、腐也；三是张志聪、高士宗以为脾土之气；四是杨上善、张景岳以为五味、五谷之气。多数学者认为这是因为五味入口，藏于胃为脾所化，其气上溢则为口甘。

②脾瘅：瘅，热的意思。口甘之病，为脾热精气上溢所致，故名脾瘅。

③肥者令人内热，甘者令人中满：肥者味厚助阳，阳气滞而不畅，故内热；甘者性缓不散，留滞于中，故中满。

④转为消渴：热留不去，久必伤阴，其气上溢，故转为消渴之病。消渴，病名，以多饮、多食、小便多为其特征。

[语释]

有患者口中发甜，病名叫什么？怎样得的？这是由于五味的精气上泛所致，病名叫脾瘅。五味入口，藏于胃，其精气上输于脾，脾为胃输送饮食的精华，因病津液停留在脾，导致脾气上泛，使人口中发甜。这是由于肥甘美味引起的疾病，患这种病的人，必然经常吃气味甘美而肥腻的食物，肥腻使人生内热，甘味使人中满，所以脾运失常，脾热上溢转为消渴病。

（六）胆瘅

【原文】《素问·奇病论》

口苦者，病名为何？何以得知？病名曰胆瘅①。夫肝者，中之将也，取决于胆，咽为之使②。此人者，数谋虑不决，故胆虚，气上溢而口为之苦③。

[词解]

①胆瘅：指胆热上溢所致的疾病。

②咽为之使：咽胆相应，故咽为之使。

③为之苦：胆气烦恼而虚，胆气上溢，口为之苦。

[语释]

口苦是什么病？怎样得的？病名叫胆瘅。肝为将军之官，主谋虑，胆为中正之官，主决断，各种谋虑取决于胆，咽部为之外使。患者因屡次谋虑而不能决断，遂使胆气烦劳致虚，胆气循经上泛，所以口中发苦。

（七）心痛

【原文】《灵枢·厥病》

真心痛，手足清至节①，心痛甚，旦发夕死，夕发旦死。

厥心痛②，与背相控，善（瘛）（恐），如从后触其心。

厥心痛，腹胀胸满，心尤痛甚。

厥心痛，痛如以锥针刺其心。

厥心痛，色苍苍③如死状，终日不得太息。

厥心痛，卧若徒居，心痛间，动作痛益甚。

[词解]

①手足清至节：心不受邪，受邪甚者，痛聚于心，气亦聚心，故手足冷。

②厥心痛：《难经》云："其五脏之气相干，名厥心痛"。

③色苍苍：指青色。

[语释]

真心痛，手足冷至关节，心痛剧烈，这种病症，清晨发作至傍晚死，傍晚发作至清晨死。

厥心痛，痛得牵引了背部，特别恐惧，像有东西从背后触他的心那样。

厥心痛，腹胀胸满，心痛剧烈。

厥心痛，痛得像用锥针刺其心一样，心痛极了。

厥心痛，面色青如死灰一样，整天痛得不止。

厥心痛，躺着或从容闲居，心痛就会少息，活动就会痛得更剧烈。

[按语]

上述六条心痛，解释了心脏病发生的原因及其主要体征，对于今人诊断冠心病是有非常实用价值的。从某一个侧面说明古人对心痛病的观察是十分细致和逼真的。

（八）老人不瞑

【原文】《灵枢·营卫生会》

老人之不夜瞑者，何气使然？老者其气血衰，其肌肉枯，气道涩，五脏之气相搏，其营气衰少而卫气内伐①，故昼不精②，夜不瞑。

【原文】《灵枢·大惑论》

病而不得卧者,何气使然?卫气不得入于阴,常留于阳。留于阳则阳气满,阳气满则阳跷盛,不得入于阴则阴气虚,故目不得瞑③矣。

[词解]

①伐:指衰败。

②精:指精神清爽。

③目不得瞑:病失常态,则或留于阴,或留于阳,或留于阴,则阳有所胜,有偏胜则有偏虚,而寤寐失常。

[语释]

老人在夜里睡不着,是什么气使他这样?老人气血衰退,肌肉枯瘦,气道塞滞,五脏之气相搏不能调和,因此,营气衰少卫气内败,所以白天神不清爽,夜间不能熟睡。

因病不能安静入睡,是什么气使得这样?这是由于卫气不入阴分,留在阳分,就会使阳气充满,因而阳跷的脉气偏胜。卫气既不能入于阴分,而阴气虚,所以不能闭目入睡。

(九)腰痛

【原文】《素问·刺腰痛篇》

足太阳脉令人腰痛,引项脊尻背如重①状。

阳明令人腰痛,不可以顾,顾如有见者,善悲②。

足少阴令人腰痛,痛引脊内廉③。

厥阴之脉令人腰痛,腰中如张弓弩弦④。

阳维之脉令人腰痛,痛上怫然⑤肿。

衡络之脉⑥令人腰痛,不可以俯仰,仰则恐仆,得之举重伤腰,衡络绝,恶血归之⑦。

会阴之脉⑧令人腰痛，痛上漯漯然，汗出，汗干令人欲饮，饮已欲走⑨。

昌阳之脉⑩令人腰痛，痛引膺，目䀮䀮（音huanghuang）然⑪，甚则反折，舌卷不能言。

[词解]

①引项脊尻背如重："尻"，指脊骨末端，腰痛如负重之状。

②善悲：阳明病则神气虚乱，故见怪异而善悲。

③脊内廉：足少阴脉贯脊属肾，腰为肾之府，故其病如是。

④腰中如张弓弩弦：足厥阴之病则筋急，筋急则腰部强直拘急，故如张弓弩之弦。

⑤怫然：目不明。

⑥衡络之脉：衡，横也，为太阳之外络，自腰中横入髀外后廉，而下与中经合于腘中。

⑦恶血归之：瘀血的一种。

⑧会阴之脉：有两种说法，一是指足太阳中经；二是前后二阴的会阴穴处。

⑨饮已欲走：腰痛汗出较多，阴液消亡，令人饮水自救。饮已正复，邪正相争令人烦躁而奔走。

⑩昌阳之脉：指阴蹻脉，又名复溜穴。

⑪目䀮䀮（音huanghuang）然：指目不明。

[语释]

足太阳经脉发病使人腰痛，痛时牵引项脊尻背，好像担负着沉重的东西一样。阳明经脉发病而使人腰痛，颈项不能回顾，如果回顾则神乱目花犹如妄见怪异，并且善于悲伤。厥阴之脉令人腰痛，腰中如张弓弩弦。阳维之脉发病使人腰痛，痛处怫然肿胀。衡络之脉发病使人腰痛，不可前俯后仰，后仰则恐怕跌倒，这种病多数是举重伤及腰部，瘀血留滞在内。会阴之脉发病，使人腰痛，痛处漯漯然汗出，汗止则欲饮水，饮水后又欲奔走。昌阳之脉发病使人腰痛，疼痛牵引胸膺部，眼睛视物昏花，严重时腰背向后反折，舌卷短不能言。

[按语]

腰痛主要与足三阴、足三阳、奇经八脉病变有重要的关系，从上述原文推断有的为腰痛，有的为其他疾病，如厥阴腰痛类似癫痫发作。其次，在腰痛辨证的过程中，既要明白内伤肾气，或血瘀经络所引起的病因，又要重视兼证的分辨，治疗才能有效。

（十）健忘

【原文】《灵枢·大惑论》

人之善忘者，何气使然？上气不足，下气有余，肠胃实而心肺虚，虚则营卫留于下，久之不以时上，故善忘也。

[语释]

有人健忘，是什么气使他这样？这是由于在上的脏气不足，在下的脏气有余，也就是肠胃之气充实，心肺之气虚弱，就会使营卫之气留滞肠胃，时间久了，不能上注输布全身，因此气血两虚，所以成为健忘病。

（十一）呵欠

【原文】《灵枢·口问》

人之欠者，何气使然？卫气昼日行于阳，夜半则行于阴。阴者主夜，夜者卧。阳者主上，阴者主下①。故阴气积于下，阳气未尽，阳引而上，阴引而下，阴阳相引，故数欠②。

[词解]

①阳者主上，阴者主下：阳主上以其升，阴主下以其降。

②阴阳相引，故数欠：人欲卧未卧之际，欠必先至，正是阳气将入阴分，阴积于下，阳犹未静，故阳欲引而升，阴欲引而降，上下相引故出现哈欠。

[语释]

人打哈欠，是什么气造成的？卫气白天行于阳分，夜间行于阴分。阴主夜，夜主卧而睡眠。阳升在上，阴降在下，人在将睡之时，阴气积于下，阳气未全归于阴分，阳仍有上升的作用；阴却开始下降，阴阳上下相引，所以打呵欠。

（十二）喷嚏

【原文】《灵枢·口问》

人之嚏者，何气使然？阳气和利①，满于心，出于鼻，故为嚏。

[词解]

①和利：利者，和也。同义复词。

[语释]

人打喷嚏，是什么气使他这样？阳气和，盈溢于胸中，向上出于鼻窍，所以会打喷嚏。

（十三）叹气

【原文】《灵枢·口问》

人之太息①者，何气使然？忧思则心系②急，心系急则气道约，约则不利，故太息以伸出之。

[词解]

①太息：指叹气。

②心系：指维系心脏的脉络。

[语释]

人的叹气，是什么气致使这样？忧思使维系心脏的脉络紧急起来，气道受到约束，气道不通畅，所以要以叹息而舒缓之。

（十四）哀而泣涕

【原文】《灵枢·口问》

人之哀而泣涕出者，何气使然？心者，五脏六腑之主也；目者，宗脉之所聚也①，上液②之道也；口鼻者，气之门户也。故悲哀愁忧则心动，心动则五脏六腑皆摇③，摇者宗脉感④，宗脉感则液道开，液道开故泣涕出焉⑤。

[词解]

①宗脉之所聚也：手足六阳及手少阴、足厥阴等诸脉凑目，故曰宗脉所聚。

②上液：涕泣为上液，大小便为下液。

③摇：指不安。

④感：指动。

⑤泣涕出焉：杨上善说："有物相感遂即心动。以其心动，脏腑既动，脏腑之脉皆动，脏腑宗脉摇动，则目鼻液道并开，以液道开故涕泣出也"。

[语释]

人因悲哀而泣涕俱出，是什么气使他这样？心为五脏六腑的主宰；眼睛是许多脉集合的地方，又是眼泪、鼻涕的通道；口、鼻二窍是气所出入的门户，所以悲哀、忧愁就会使心动不宁，五脏六腑也随之不安，又因宗脉皆动，从而使目、口、鼻的液体随之而开，所以泣涕也就流出来了。

（十五）咬舌

【原文】《灵枢·口问》

人之自啮①舌者，何气使然？此厥逆走上②，脉气辈至也③。少阴气至则啮舌，少阳气至则啮颊，阳明气至则啮唇矣。

[词解]

①啮：咬也。

②厥逆走上：厥逆之气，上行于头。

③脉气辈至：辈，类也。

[语释]

人有自己咬舌，是什么气使之这样？这是厥逆之气上行，脉气各按其类而至，少阴逆气于舌本，就会咬舌；少阳逆气至耳颊，就会咬颊；阳明逆气至唇口，就会咬口唇。

（十六）人之哕

【原文】《灵枢·口问》

人之哕者，何气使然？谷入于胃，胃气上注于肺①。今②有故寒气与新谷气，俱还入于胃，新故相乱，真邪③相攻，气并相逆，复出于胃④，故为哕。

[词解]

①胃气上注于肺：杨上善说："谷入胃已，精气上注于肺，浊气下留于胃"。

②今：犹"若"也。

③真邪：马莳曰："真气即胃气，邪气即寒气"。

④复出于胃：肺有故寒气而不能输布，寒气与新谷气俱还入于胃，新故相乱，真邪相攻，气并相逆于胃，而胃腑不受，复出于胃，故为哕。

[语释]

人发生呃逆，是什么气所造成的？谷物入胃，化生胃气，上转注入肺，若中焦先有寒气，和新入的胃气不调和，二者留在胃，新入谷气，先有寒气相互冲击，气逆于胃，复出于胃而上胸膈，会发生呃逆。

（十七）人之唏

【原文】《灵枢·口问》

人之唏①者，何气使然？此阴气盛而阳气虚，阴气疾而阳气徐，阴气盛而阳气绝，故为唏。

[词解]

①唏：指悲泣哽咽之声。

[语释]

人发生哽咽，是什么气所造成的？这是由于阴气盛而阳气虚，阴气速而阳气缓，以至阴气过盛而阳气衰竭，所以发生哽咽。

（十八）人之噫

【原文】《灵枢·口问》

人之噫①者，何气使然？寒气客于胃，厥逆从下上散，复出于胃，故为噫。

[词解]

①噫：嗳气。

[语释]

人的嗳气，是什么气使他这样？寒气侵入胃中，逆厥之气，从下而向上扩散，复从胃而出，所以发生嗳气。

（十九）人之涎下

【原文】《灵枢·口问》

人之涎下者，何气使然？饮食者皆入胃，胃中有热则虫①动，虫动则胃缓，胃缓则廉泉②开，故涎下。

[词解]

①虫：谷虫在胃中。

②廉泉：指舌下孔，通涎道也。

[语释]

人流口涎，是什么气使他这样？饮食进入胃中，胃有热则虫蠕动，虫动会使胃气迟缓，因而廉泉开张，所以口涎流出。

[按语]

上述常见诸疾如欠、唏、噫、嚏、泣涕、太息、涎、啮舌等证，既非风雨寒湿外因所致，又非情志内伤等内因所引起的，而是由奇邪之走空窍，使之上中下正气不足或者阴阳偏盛所造成，因而可以作为治疗中的参考。

（二十）任、冲、督脉病

【原文】《素问·骨空论》

任脉为病，男子内结七疝①，女子带下瘕聚。冲脉为病，逆气里急。督脉为病脊强②反折。

[词解]

①七疝：指狐疝、㿉疝及五脏之疝。

②强：读去音。其含义有四，不柔和、不舒服、僵硬、僵直。

[语释]

任脉为病，男子内结七疝，女子则带下，瘕聚。冲脉为病，逆气里急，这是因为冲脉侠气上行至于胸中，故其气不顺则膈塞逆，气血不和则胸腹里急。督脉为病，失其循行则脊背强直反折而屈伸不利。

（二十一）水肿病

【原文】《素问·汤液醪醴论》

其有不从毫毛而生，五脏阳以竭也，津液充郭①，其魄独居②，孤精于内，气耗于外③，形不可与衣相保④，此四极⑤急而动中，是气拒于内，而形施于外⑥，治之奈何？平治于权衡⑦，去宛陈莝⑧，微动四极，温衣，缪刺其处，以复其形。开鬼门，洁净府⑨，精以时服，五阳已布，疏涤五脏，故精自生，形自盛，骨肉相保，巨气⑩乃平。

[词解]

①津液充郭：津液者，水也。郭，同廓。此处指水气充满于肌肤。

②魄独居：魄者阴之属，形虽充而气则去，故其魄独居。此处魄，系

指阴精而言。

③孤精于内，气耗于外：指水液无气以化而停潴，是精中无气，故云精孤于内。这种阴盛阳虚表现在气耗于外。

④形不可与衣相保：指形体浮肿，不可与衣相为保合。

⑤四极：指四肢。

⑥气拒于内，而形施于外：指水肿病人，水寒之气格拒于内，形体因浮肿变易于外。

⑦平治于权衡：指治水肿时，应衡量揆度病情，予以平治。

⑧去宛陈莝：指除掉水气的郁积，要像斩草一样而渐去之。

⑨开鬼门，洁净府：指发汗与利小便两种治法。

⑩巨气：即正气也。

[语释]

有的病不是从皮肤毫毛发生，而是由于五脏的阳气衰，水无气以化，导致水气充满于皮肤，阴精独居于内，有阴无阳，阴盛阳衰，水气充盈于皮肤，其形体浮肿，不能穿着原来的衣服，四肢肿急，妨碍中气的升降而咳喘，这是水气格拒于中，形体浮肿于外的病，该怎么治疗？

治这种病，根据其病情衡量揆度，予以平治，驱除体内水气的郁积，可以先轻微摇动其四肢，以流动阳气，穿温暖衣服以助肤表的阳气，使水气易行，然后采用缪刺法，去其大络的滞气，使水气去而形体恢复原来状态。亦可用发汗或利小便法，以逐水气，水气去则水精得以正常运行，五脏阳气得以敷布，五脏的郁积也得以疏通涤除。这样，精气自会生成，形体也会充盛，骨肉保持常态，正气也能恢复正常。

[按语]

水肿病的形成与治疗，前者由于阳气虚衰，水无气以化，导致水气充溢于肌肤，形成水肿；后者治疗具体有四：一是针对阳气虚衰，采用微动四极；二是温暖衣服，有助于肤表阳气；三是针刺大络；四是发汗与利尿。通过这些论述，启示于后人治疗水肿病的基本法则。

（二十二）疫病概要

【原文】《素问·刺法论》

五疫①之至，皆相染易，无问大小，病状相似，不施救疗。如何可得不相移易者？不相染者，正气存内，邪不可干，避其毒气，天牝②从来，复得其往，气出于脑，即不邪干。

[词解]

①五疫：按五运之气的角度将疫病分类为木疫、火疫、土疫、金疫、水疫，总称五疫。

②天牝：又称玄牝。河上公注：玄，天也，於人为鼻；牝，地也，於人为口。后世以玄牝指人的鼻和口。

[语释]

五运疫疠之气，传染移易，如何救疗，使之不相传染？疫疠是天之邪气，若身体正气内固，则邪不可干，故不易相传。疫疠通过鼻口而受病，故应避其毒气，这是因为气通于鼻，鼻连于脑中，流布诸经，令人相染矣。

[按语]

古人对疫病的发生，给今人提供了三个有益的启示：一是气候的异常变化；二是不论男女老少极易传染；三是明确指出传染的途径是由鼻口腔传入，流布诸经。因此，避免邪气的最好方法就是现今所提倡的戴口罩。

(二十三)病机精义

1. 五脏

【原文】《素问·至真要大论》

夫百病之生也,皆生于风寒暑湿燥火,以之化之变也。……愿闻病机何如?诸风掉眩①,皆属于肝;诸热瞀瘛②,皆属于心;诸湿肿满③,皆属于脾;诸气膹郁④,皆属于肺;诸寒收引⑤,皆属于肾。

2. 火热

【原文】《素问·至真要大论》

诸痛痒疮⑥,皆属于火。诸禁鼓栗,如丧神守⑦,皆属于火。诸逆冲上⑧,皆属于火。诸躁狂越⑨,皆属于火。诸病胕肿⑩,疼酸惊骇,皆属于火。诸胀腹大⑪,皆属于热。诸病有声,鼓之如鼓⑫,皆属于热。诸转反戾,水液浑浊⑬,皆属于热。诸呕吐酸,暴注下迫⑭,皆属于热。

3. 上下

【原文】《素问·至真要大论》

诸厥固泄⑮,皆属于下。诸痿⑯喘呕,皆属于上。

4. 湿、风、寒

【原文】《素问·至真要大论》

诸痉项强⑰，皆属于湿。诸暴⑱强直，皆属于风。诸病水液，澄澈清冷⑲，皆属于寒。

[词解]

①诸风掉眩：诸风指内风、外风。掉是摇动；眩指眩晕。

②瞀瘛：指心中混乱，神志昏蒙的意思。

③肿满：指肿在皮肤四肢，满主腹内阻塞。

④膹郁：膹，指喘急，郁，指痞闷。

⑤收引：指筋脉挛急，关节屈伸不利。

⑥诸痛痒疮：心主火化热，所以诸痛痒疮都属于火。

⑦诸禁鼓慄，如丧神守：鼓栗，身体发抖的意思。如丧神守是心神惶恐不安的样子。

⑧诸逆冲上：逆是从下向上的意思。与冲上意义相同。指气逆上冲的病，喻喘息、呕吐、呃逆等症。

⑨诸躁狂越：躁，是烦躁不宁。狂，指不能审查得失。越，作主动失去正常的态度。

⑩诸病胕肿：胕肿是浮肿的意思。

⑪诸胀腹大：胀指皮肉膨胀，也是浮肿的一种现象。

⑫鼓之如鼓：这里指叩诊的检查，好像敲鼓一样的空响。

⑬诸转反戾，水液浑浊：转，左右旋转；反，角弓反张；戾，身体曲戾；水液，指小便。

⑭暴注下迫：注，是水流射的意思；暴注，是突然泄泻；下迫，形容下利时有一种紧急迫切欲下不得的坠感。

⑮诸厥固泄：厥，指气上逆而阴阳失调，轻者四肢寒冷，重者不省人事。固，指大小便闭结。泄，指大小便失禁。

⑯痿：一指肺痿；二指足痿。

⑰诸痉项强：痉，指身体强直。项强，指头项强直，不能转侧。

⑱诸暴：暴，猝也，是突然的意思。

⑲诸病水液，澄澈清冷：水液，凡上下所出的液体均包括在内，如小便、涕、泪、唾液及呕吐泄泻的水分等。澄澈清冷，澄清透明，清稀淡薄，并含有寒冷的意思。

[语释]

百病之生，不越风寒暑湿燥火六气之变化，当审病机，病机无穷，审查不易，愿闻之。一般风证的动摇眩晕，皆属于肝；一般热症的昏闷抽搐，皆属于心；一般湿证的浮肿胀满，皆属于脾；一般气证的喘逆痞闷，皆属于肺；一般寒症的收缩拘急，皆属于肾。

诸痛痒疮，是三焦火热之气有余，导致诸疮痛痒而病发于外。一般口噤无言而身体鼓栗，如丧神明，失其内守，是手少阴心经之病。诸气逆而冲于胸膈之上，是手厥阴心包之病。躁扰不宁，狂烦越度，是足阳明胃经之病。肉肿酸痛，气机不顺则惊骇，是手阳明大肠经之病。胀满而腹大，是足太阴脾经之病。鼻息有声，气上行而鼓动之，如鼓声者然，是手太阴肺经之病。辗转反戾，溲便不利则水液浑浊，是手太阳小肠经之病。呕吐酸水，暴注下迫，是足少阳胆经之病。

诸寒厥而固泄，皆属于下。下，下焦也。诸痿痹而喘呕皆属于上。上，上焦也。说明上焦之气游行于上下，出入于内外也。

诸痉急而项背强，是足太阳膀胱经之病。突然筋强而直，不能屈伸，是足厥阴肝经的病。水液清澈冰冷，为下焦虚寒，是足少阴肾经的病。

[按语]

病机从复杂的症候群中归纳为十九条，既有内脏的肝、心、脾、肺、肾，又有寒、热、火、湿以及上下。这对于临床上的诊疗起到了提纲挈领的功效。只要对这十九条深入地予以理解和揣摩，就能达到谨守病机，各司其职，有者求之，无者求之，盛者责之，虚者责之，必先五脏，疏其气血，令其调达而致和平。真所谓得其要者，一言而终，不得其要者，流散无穷。

选方补遗

> **提要**
>
> 黄元御说:"医自歧伯立言,仲景立法,百世之师也。后世惟思邈真人祖述仲景《金匮》之法,作《千金》之方,不失古圣之道"。遵循黄先生之论,欲在《内经节选临证浅解》一书将部分有病无方补填之。其选方来源主要有《备急千金要方》《四圣心源》《运气证治歌诀》等,冀在读者阅读新著,心开明目,条绪清晰,新义焕然。诚如古人之言,武夫学剑,仅敌一人,医士读书,遂宰天下。望圣贤能事,传之以至下至浅之人,其不废绝,垂法以福世。

一、《备急千金要方》

(一) 肝病虚实选方

左手关上脉阴实者,足厥阴经也,病苦心下坚满,常两胁痛,息忿忿如怒状,名曰肝实热也,选方竹沥泄热汤。

竹沥、麻黄、石膏、生姜、芍药、大青、栀子仁、升麻、茯苓、玄参、知母、生葛。

左手关上脉阴虚者,足厥阴经也,病苦胁下坚,寒热腹满,不欲饮食,腹胀,悒悒不乐,妇人月经不利,腰腹痛,名曰肝虚寒也,选方补肝汤。

甘草、桂心、山茱萸、细辛、桃仁、柏子仁、茯苓、防风、大枣。

(二)心病虚实选方

左手寸口人迎以前脉阴实者,手少阴心经也,病苦闭,大便不利,腹满,四肢重,身热,名曰心实热也,选方石膏汤。

石膏、地骨皮、栀子仁、淡竹叶、茯苓、小麦、豆豉。

左手寸口人迎以前脉阴虚者,手少阴经也,病苦悸恐不乐,心腹痛,难以言,心如寒恍惚,名曰心虚寒也,选方茯苓补心汤。

茯苓、桂心、大枣、紫石英、甘草、人参、赤小豆、麦门冬。

(三)脾病虚实选方

右手关上脉阴实者,足太阴经也,病苦足寒胫热,腹胀满,烦扰不得卧,名曰脾实热也,选方泻热汤。

前胡、茯苓、龙胆、细辛、芒硝、杏仁、玄参、大青、苦竹叶。

右手关上脉阴虚者,足太阴经也,病苦泄注,腹满气逆,霍乱呕吐,黄疸,心烦不得卧,肠鸣,名曰脾虚冷也,选方温脾丸。

黄柏、大麦芽、吴茱萸、桂心、干姜、细辛、附子、当归、大黄、神曲、黄连。

(四)肺病虚实选方

右手寸口气口以前脉阴实者,手太阴经也,病苦肺胀,汗出若露,上气喘逆,咽中塞如欲呕状,名曰肺实热也。选方橘皮汤。

橘皮、麻黄、紫苏、柴胡、宿姜、杏仁、石膏。

右手寸口气口以前脉阴虚者，手太阴经也，病苦少气，不足以息，嗌干不津液，名曰肺虚冷也。选方补肺汤。

五味子、干姜、桂心、款冬花、麦门冬、大枣、粳米、桑白皮。

（五）肾病虚实选方

左手尺中神门以后脉阴实者，足少阴经也，病苦舌燥咽肿，心烦嗌干，胸胁时痛，喘咳汗出，小腹胀满，腰背强急，体重骨热，小便赤黄，好怒好忘，足下热痛，四肢黑，耳聋，名曰肾实热也。选方泻肾汤。

芒硝、大黄、茯苓、黄芩、生地黄汁、菖蒲、磁石、玄参、细辛、甘草。

右手尺中，神门以后脉阴虚者，足少阴经也，病苦心中闷，下重，足肿，不可以按地，名曰肾虚寒也，选方阳气顿绝方。

生干地黄、肉苁蓉、白术、巴戟天、麦门冬、茯苓、甘草、牛膝、五味子、杜仲、车前子、干姜。

二、《四圣心源》

（一）阴脱选方

凡人之清旦目盲者，是其阴气亡脱，定主死期不远。名为脱阴，而实以阳根之败，《素问》所谓目受血而能视者，亦是此理。选方乌肝汤。

甘草、人参、茯苓、干姜、附子、首乌、芍药、桂枝。

（二）阳脱选方

凡人之白昼见鬼者，是其阳气亡脱，亦将续登鬼录矣。选方兔髓汤。

甘草、人参、五味子、半夏、龙骨、玄参、附子、牡蛎。

（三）神惊选方

神发于心而交于肾，则神清而不摇，神不交精，是生惊悸，其原由于胆胃之不降。选方金鼎汤。

甘草、茯苓、半夏、桂枝、芍药、龙骨、牡蛎。

（四）气积选方

气积于胸膈右肋，宜泻肺胃以降之；气积于脐腹左肋，宜补肝脾以升之，此化积调气之法也。选方达郁汤。

桂枝、鳖甲、甘草、茯苓、干姜、砂仁。

（五）气臌选方

病本则属湿寒，而病标则为湿热。宜泻湿而行郁，补脾阳而达木气，清利膀胱之郁热也。选方桂枝姜砂汤。

茯苓、泽泻、桂枝、芍药、甘草、砂仁、干姜。

（六）水胀选方

水从下升，而推原其本，实自上降，离中之阴，水之根也。其本之在肾者，宜泻之于膀胱，其标之在肺，宜泻之于汗孔，汗溺之行，总以燥土疏木为主，选方苓桂浮萍汤。

茯苓、泽泻、半夏、杏仁、甘草、浮萍、桂枝。

（七）噎膈选方

噎膈者，阳衰土湿，上下之窍俱闭也。总缘中气不治，所以升降反作，出纳无灵也。选方苓桂半夏汤。

茯苓、泽泻、甘草、桂枝、半夏、干姜、芍药、生姜。

（八）癫狂选方

癫狂者，即惊悸之重病也。癫缘于阴旺，狂缘于阳旺。阳盛则狂生，阴复则癫作，胜复相乘而癫狂迭见，此其阴阳之俱偏者也。选方苓甘姜附龙骨汤。

半夏、甘草、干姜、附子、茯苓、麦冬、龙骨、牡蛎。

（九）咳嗽选方

咳嗽者，肺胃之病也。肺寒则外内合邪，因而客之，为肺咳。咳嗽之证，因于胃逆而肺寒，故仲景治咳，必用干姜、细辛。选方苓甘五味姜辛半夏汤。

茯苓、甘草、干姜、半夏、细辛、五味子。

（十）肺痈选方

肺痈者，湿热之郁蒸也。热邪内伤其津血，津血与痰涎郁蒸，腐化脓秽，吐如米粥。久而肺脏溃烂，是以死也。选方苏叶橘甘桔汤。

苏叶、甘草、桔梗、杏仁、茯苓、贝母、橘皮、生姜。

（十一）瘕疝选方

瘕疝者，肾肝之积也。肾水渐寒，木气菀遏，臃肿结硬，根于少腹，而盘于阴丸，是谓寒疝。选方茱萸泽泻乌头桂枝汤。

吴茱萸、泽泻、乌头、桂枝、芍药、甘草、生姜、大枣。

（十二）积聚选方

积聚者，气血之凝瘀也。血积为癥，气积为瘕，总源于土，己土不升，则木陷而血积，戊土不降，则金逆而气聚，中气健运而金木旋转，积聚不生。选方化坚丸。

甘草、丹皮、橘皮、桃仁、杏仁、桂枝。

（十三）历节选方

　　历节者，风寒湿之邪伤于筋骨者也。然热在经络，不在骨髓，其骨髓之中，则是湿寒，必无湿热之理。选方桂枝芍药知母汤。
　　桂枝、芍药、甘草、白术、附子、知母、防风、麻黄、生姜。

（十四）色疸选方

　　好色之家，久而火泄水寒，土湿阳亏，多病虚劳，必然之理也。治色疸额黑身黄者，服后病从大小便去，尿黄粪黑，是其候也。仲景用硝矾散。
　　硝石、矾石。
　　黄元御先生用甘草茵陈汤。
　　茵陈、栀子、大黄、甘草。

（十五）牝疟选方

　　其寒多而热少者，是谓牝疟。疟在少阳，其脉自弦，弦数者火盛则多热，弦迟者水盛则多寒，理自然耳。选方柴胡桂枝干姜汤。
　　柴胡、甘草、人参、茯苓、桂枝、干姜。

三、《运气证治歌诀》

（一）六壬年选方（壬申、壬午、壬辰、壬寅、壬子、壬戌）

　　凡遇六壬年，发生之纪，岁木太过，风气流行、脾土受邪，民病飧泄，食减体重，烦冤肠鸣，胁支满；甚则忽忽喜怒，眩晕颠疾。为金所复，则反胁痛而吐血，甚则冲阳绝者死。选方苓术汤。

茯苓、白术、青皮、炙甘草、厚朴、半夏、炮干姜、草果。

（二）六戊年选方（戊辰、戊寅、戊子、戊戌、戊申、戊午）

凡遇六戊年，赫曦之纪，岁火太过，炎暑流行，肺金受邪，民病疟疾，上气咳喘，咯血痰壅，嗌干耳聋，肩背热甚，胸中痛，胁支满，背髀并两臂痛，身热骨疼，而为浸淫。为水所复，则反谵妄狂越。太渊绝则死。选方麦门冬汤。

麦冬、桑白皮、钟乳粉、人参、紫菀、白芷、半夏、甘草、竹叶。

（三）六甲年选方（甲子、甲戌、甲申、甲午、甲辰、甲寅）

凡遇六甲年，敦阜之纪，岁土太过，雨湿流行，肾水受邪，民病腹痛清厥，意不乐，体重烦冤，甚则肌肉痿，足痿不收，腰膝痛，中满食少。为风所复，则反溏泄肠鸣，大腹肿胀。太溪绝者死。选方附子山萸汤。

附子、山茱萸、半夏、肉果、木瓜、乌梅、藿香、丁香、姜、枣。

（四）六庚年选方（庚午、庚辰、庚寅、庚子、庚戌、庚申）

凡遇六庚年，坚成之纪，岁金太过，燥气流行，肝木受邪，民病胁与少腹拘急痛，目赤痒，耳聋，甚则咳逆，肩、背、尻、阴、股、膝、胻足皆痛。为火所复，则暴痛，胠胁不可转侧，甚而喘咳溢血，太冲绝者死。选方牛膝木瓜汤。

牛膝、木瓜、炙甘草、芍药、天麻、菟丝子、枸杞子、黄松节、姜、枣、杜仲。

（五）六丙年选方（丙寅、丙子、丙戌、丙申、丙午、丙辰）

凡遇六丙年，流衍之纪，岁水太过，寒气流行，邪害心火，民病身热烦躁谵妄，手足厥冷，甚则腹胀大，喘咳上气，寝汗出憎风。为土所复，则反腹满，肠鸣溏泄，渴妄，神门绝者死。选方川连茯苓汤。

川连、茯苓、麦冬、车前子、通草、远志、半夏、黄芩、炙甘草、姜、枣。

（六）六丁年选方（丁卯、丁丑、丁亥、丁酉、丁未、丁巳）

凡遇六丁年，委和之纪，岁木不及，燥乃盛行，民病中清，胠胁小腹痛，肠鸣溏泄。为火所复，则反寒热，疮疡，咳而衄。选方苁蓉牛膝汤。

肉苁蓉、牛膝、木瓜、当归、白芍、熟地、乌梅、炙甘草。

（七）六癸年选方（癸酉、癸未、癸巳、癸卯、癸丑、癸亥）

凡遇六癸年，伏明之纪，岁火不及，寒乃盛行，民病心胸中痛，膺背两臂内痛，噎塞郁冒，暴喑甚则髋髀痛，不能屈伸。为土所复，则反溏泄肠鸣腹痛，手足痿痹。不能任身。选方黄芪茯苓汤。

黄芪、茯苓、紫河车、远志、薏苡仁、人参、肉桂心。

（八）六己年选方（己巳、己卯、己丑、己亥、己酉、己未）

凡遇六己年，卑监之纪，岁土不及，风气盛行，民病飧泄，霍乱，身重腹痛，肉瞤（音 run）筋瘛，善太息，不嗜食。为金所复，则反胸胁暴痛，下引少腹，善怒，吞酸食少。选方白术厚朴汤。

白术、厚朴、半夏、陈皮、桂心、藿香、炮姜、炙甘草、姜、枣。

（九）六乙年选方（乙丑、乙亥、乙酉、乙未、乙巳、乙卯）

凡遇六乙年，从革之纪，岁金不及，炎火盛行，民病咳逆上气，身热咳衄，汗出，肩背臂痛。为水所复，则反头脑痛及于顶，发热口疮，心痛。选方紫苑汤。

紫苑、人参、甘草、黄芪、五味子、白芍、杏仁、地骨皮、桑白皮。

（十）六辛年选方（辛丑、辛亥、辛酉、辛未、辛巳、辛卯）

凡遇六辛之年，岁水不及，湿乃大行。民病腹满，身重濡泄，寒疡流水，腰股痛发，腘腨股膝不便，烦冤，足痿清厥，脚下痛，甚则跗肿。寒疾于下，甚则腹满浮肿。复则面色时变，筋骨并辟，肉瞤瘛，目视䀮䀮，肌肉胗发。气并鬲中，痛于心腹。选方五味子汤。

五味子、附子、巴戟、鹿茸、山萸、熟地黄、杜仲、生姜、盐。

注明（此方来自陈元择《三因司天方》）

以上十方，治五运大运太过不及，逆从胜复为灾者。一岁之中，五运相推，六气相荡，运气错杂，而变各不同。难言尽矣。

附录 《黄帝内经》有关皮肤疮疡文摘

上古天真论 女子七岁，肾气盛，齿更发长。……四七，筋骨坚，发长极。……五七，阳明脉衰，面始焦，发始堕。六七，三阳脉衰于上，面皆焦，发始白。……丈夫八岁，肾气实，发长齿更……五八，肾气衰，发堕齿槁。六八，阳气衰竭于上，面焦，发鬓斑白。……八八，则齿发去。

生气通天论 汗出见湿，乃生痤痱。高粱之变，足生大疔，受如持虚。劳汗当风，寒薄为皶，郁乃痤。……营气不从，逆于肉理，乃生痈肿。

五脏生成篇 多食咸，则脉凝泣而色变；多食苦，则皮槁而毛拔；多食辛，则筋急而爪枯；多食酸，则肉胝皱而唇揭；多食甘，则骨痛而发落。此五味之所伤也。……血凝于肤者，为痹。凝于脉者，为泣。凝于足者，为厥。

异法方宜论 东方之域……其民皆黑色，疏理，其病皆为痈疡。

诊要经终论 太阴终者……不逆则上下不通，不通则面黑，皮毛焦而终矣。

脉要精微论 风成为寒热……脉风成为疠，病之变化，不可胜数。

气厥论 肾移寒于脾，痈肿，少气。脾移寒于肝，痈肿筋挛。……膀胱移热于小肠，鬲肠不利，上为口糜。

风论 风气与太阳俱入，行诸脉俞，散于分肉之间，与卫气相干，其道不利，故使肌肉愤䐜而有疡，卫气有所凝而不行，故其肉有不仁也。疠者，有荣气热胕，其气不清，故使其鼻柱坏而色败，皮肤疡溃，风寒客于脉而不去，名曰疠风。

痿论 脾气热，则胃干而渴，肌肉不仁，发为肉痿。……肉痿者得之湿气也。……肺热者，色白而毛败。心热者，色赤而络脉溢。肝热者，色苍而爪枯。脾热者，色黄而肉蠕动。肾热者，色黑而齿槁。

病能论 人病胃脘痈者，诊应何如？诊此者，当候胃脉，其脉当沉细。沉细者气逆，逆者人迎甚盛，甚盛则热，人迎者，胃脉也。逆而盛，则热聚于胃口而不行，故胃脘为痈也。……有病身热解堕，汗出如浴，恶风少气，此为何病？病名酒风。

奇病论 无损不足，益有余，以成其疹，然后调之。……人有尺脉数甚，筋急而见，此为何病？此所谓疹筋，是人腹必急，白色黑色见，则病甚。

长刺节论 病在少腹，腹痛，不得大小便，病名为疝。……病在肌肤，肌肤尽痛，名曰肌痹，伤于寒湿。……病大风，骨节重，须眉堕，名曰大风。

骨空论 鼠瘘寒热。

四时刺逆从论 厥阴有余病阴痹，不足病生热痹；滑则病狐疝风，涩则病少腹积气。少阴有余，病脾痹、隐疹，不足则病肺痹；滑则病肺风疝，涩则病积溲血。

气交变大论 岁木不及，燥乃大行……复则炎暑流火……病寒热疮疡疿胗痈痤。

本病论篇 阳明不迁正……，民病寒热鼽嚏，皮毛折，爪甲枯焦。……少阴不退位，即温生春冬，……民病膈热，咽干，血溢，惊骇，小便赤涩，丹瘤疹，疮疡留毒。

五常政大论 卑监之纪，……其动疡涌分溃，痈肿，其发濡滞。……赫曦之纪，……其病笑疟疮疡，血流狂妄，目赤。……少阳司天，火气下临，……鼻窒口疡。……太阳司天，寒气下临，……皮㿇（音wan）肉苛，筋脉不利，甚则胕肿，身后痈。……少阴司天，热气下临，……大暑流行，甚则疮疡燔灼。

六元正纪大论 初之气，地气迁，气乃大温，草乃早荣，民乃疠，温病乃作，耳热，头痛，呕吐，肌腠疮疡。……四之气，寒雨降，……及为心痛，痈肿疮疡，疟寒之疾，骨痿血便。……凡此少阴司天之政……太阴横流，寒乃时至，凉雨并起，民病寒中，外发疮疡，内为泄满……初之气，地气迁……肤腠中疮。……二之气，火反郁，……其病热郁于上，……昏愦脓疮。三之气，天政布，炎暑至，少阳上临，……血溢脓疮，咳呕鼽衄。……火郁之法……民病少气，疮疡痈肿……疡痱呕逆。少阴所至为疡胗身热。……少阳所至为嚏呕，为疮疡。阳明所至为胸痛皴揭……热至则生热，吐下霍乱，痈疽疮疡……淋闭之病生矣。

至真要大论 岁阳明在泉……甚则嗌干面尘，身无膏泽。……岁太阳在泉，嗌痛颔肿。……少阴司天，……甚则疮疡胕肿。……少阳司天，……热上皮肤痛……，泄注赤白，疮疡。……阳明司天，嗌干面尘……目昧疡眦，疮痤痈。……太阳司天……血变于中，发为痈疡……善噫嗌干，甚则色炲。……太阴之胜，火气内郁，疮疡于中，流散于外，病在胠胁。……太阳之胜……内生心痛，阴中乃疡。……少阴之复，……病痱胗疮疡，痈疽痤痔。少阴司天，……血溢疮疡。……少阳司天，客胜，则丹胗外发，及为丹熛疮疡。

疏五过论 五脏菀热，痈发六腑。

九针十二原 精泄则病益甚而恇，致气则生为痈疡。

邪气脏腑病形 肝脉急……大甚为内痈；心脉急……微涩为血溢；脾脉急……微滑为虫毒蛕蝎；……肺脉急……微涩为鼠瘘；肾脉急，滑甚为癃㿗（tui，颓音）。

终始 痒者阳也，浅刺之。……不逆则上下不通，上下不通则面黑皮毛焦而终矣。

经脉 主血所生病者，狂疟温淫汗出，衄衄，口喝唇胗。……足少阴之脉……是动则病饥不欲食，面如漆柴。……胆足少阳之脉，是动则病口苦，……甚则面微有尘，体无膏泽。……肝足厥阴之脉……是动则病……面尘脱色……手太阴气绝则皮毛焦，……皮毛焦则津液去皮节，津液去皮节者，则爪枯毛折。……手少阴气绝则脉不通，脉不通则血不流；血不流，则发色不泽，故其面黑如漆柴。……手太阳之别，实则节弛肘废，虚则生疣，小者如指痂疥。……足厥阴之别，……实则挺长，虚则暴痒。……任脉之别，……实则腹皮痛，虚则痒搔。

脉度 五脏不和则七窍不通，六腑不和则留为痈。

寒热病 肌寒热者，肌痛，皮毛焦而唇槁腊。……精泄则病甚而恇，致气则生为痈疽也。

热病 热病先肤痛，……苛轸鼻。

厥病 耳中有脓，若有干耵聍，耳无闻也。

卫气失常 膏者，多气而皮纵缓，故能纵腹垂腴。

玉版 喜怒不测，饮食不节，阴气不足，阳气有余，营气不行，乃发为痈疽。阴阳不通，两热相搏，乃化为脓。

百病始生 用力过度，则络脉伤，阳络伤则血外溢，血外溢则衄血；阴络伤则血内溢，血内溢则后血；肠胃之络伤，则血溢于肠外，肠外有寒汁沫与血相搏，则并合凝聚不得散而积成矣。

上膈 留则痈成，痈成则下管约。其痈在管内者，即而痛深；其痈在外者，则痈外而痛浮，痈上皮热。

论疾诊尺 婴儿病，其头毛皆逆者，必死。耳间青脉起者，掣痛。大便赤瓣，飧泄，脉小者，手足寒，难已；飧泄，脉少，手足温，泄易已。

痈疽 寒邪客于经络之中则血泣，血泣则不通，不通则卫气归之，不得复反，故痈肿。寒气化为热，热胜则腐肉，肉腐则为脓，脓不泄则烂筋，筋烂则伤骨，骨伤则髓消，不当骨空，不得泄泻，血枯空虚，则筋骨肌肉不相荣，经脉败漏，薰于五脏，脏伤故死矣。……痈发于嗌中，名曰猛疽。……发于颈，名曰夭疽。……阳留（气）大发，消脑留项，名曰脑烁。……发于肩及臑，名曰疵痈。……发于腋下赤坚者，名曰米疽。……发于胸，名曰井疽。……发于膺，名曰甘疽。……发于胁，名曰败疵，败疵者，女子之病也。……发于股胫，名曰股胫疽。……发于尻，名曰锐疽。……发于股阴，名曰赤施。……发于膝，名曰疵痈。……发于胫，名曰兔啮。……发于内踝，名曰走缓。……发于足上下，名曰四淫。发于足傍，名曰厉痈。……发于足趾，名曰脱痈。

参考文献

[1] 清·张隐庵.黄帝内经素问集注[M].上海：上海科学技术出版社，1959 年 9 月.
[2] 清·高士宗著.于天星 按.黄帝素问直解[M].北京：科学技术文献出版社，1980 年.
[3] 明·张介宾.范志霞校注.类经[M].北京：中国医药科技出版社，2011 年 8 月.
[4] 秦佰未.内经知要浅解[M].北京：人民卫生出版社，1957 年 6 月.
[5] 郭蔼春.黄帝内经灵枢白话解[M].北京：中国中医药出版社，2012 年 11 月.
[6] 北京中医学院主编.内经讲义[M].上海：上海科学技术出版社，1964 年 2 月.
[7] 赵绍琴.赵文魁御医脉案[M].北京：中国医药科技出版社，2018 年 12 月.
[8] 谢英彪，虞鹤鸣.金陵医派研究[M].南京：东南大学出版社，2017 年 8 月.
[9] 老子.道德经[M].沈阳：辽海出版社，2015 年 1 月.
[10] 段玉裁.说文解字段注[M].成都：成都古籍书店影印，1981 年 9 月.
[11] 张玉书.康熙字典[M].成都：成都古籍书店影印，1980 年 6 月.
[12] 辞海编辑委员会.辞海[M].上海：上海辞书出版社，1977 年 11 月.
[13] 李戎.中国难字字典·修订本[M].上海：上海科学技术文献出版社，2001 年 4 月.
[14] 孙思邈.备急千金要方[M].北京：中国医药科技出版社，2011 年 8 月.
[15] 黄元御.黄元御医学全书[M].北京：中国医药科技出版社，2016 年 1 月.
[16] 王旭高.运气证治歌诀[M].北京：中国医药出版社，2019 年 5 月.

跋

  我从弱冠之年，在校始读《黄帝内经》，迄今至耋耄之龄，相距六十余载，仍然爱不释手地时常研习这部中医学的基石之作。时间一久，发现书中处处闪耀着睿智的光芒。诸如首创人与自然和谐统一的哲理之道；论医的最高境界是"上工治未病"的预防理念；治病必求于本的临床精髓；养生强调"恬淡虚无，真气从之"的心理状态；病后调理讲究人的体质与病种的不同，分别给予五谷、五果、五兽、五菜的调养法则。在传染病肆虐之际，告诫世人要重视"正气存内，邪不可干"的抗病能力。凡此种种向世人展示了"阴平阳秘，精神乃至"的至理名言。不过，历经两千余年，全书存在文笔不统一，前后重复，五行、五脏、顺序排列颠倒的瑕疵，正如明代医家吕复曾说："乃观其旨意，殆非一时之言。其所撰述亦非一人之手"，更有甚者认为，该书是当代名医的论文汇编。有鉴于此，我本着忠于原作之旨，从实践出发，分别列出五大版块，企图既体现逻辑思维，又便于学以致用。尽管我年过八旬，仍然笔耕不辍，将该书余蕴以示其众。